TRAITÉ COMPLET

DE L'ANATOMIE

DES

ANIMAUX DOMESTIQUES.

IMPRIMERIE FÉLIX LOCQUIN, 16, RUE NOTRE-DAME-DES-VICTOIRES.

TRAITE COMPLET

DE

L'ANATOMIE

DES

ANIMAUX DOMESTIQUES,

Par RIGOT,

PROFESSEUR D'ANATOMIE ET DE PHYSIOLOGIE A L'ÉCOLE ROYALE VÉTERINAIRE D'ALFORT,

Membre titulaire de la Societé veterinaire du département de la Seine; Membre correspondant de la Societe de medecine de Château-Gontier; Membre honoraire des Societes veterinaires de Londres, du département du Finistère et du Calvados.

QUATRIÈME LIVRAISON.

QUATRIÈME PARTIE.

ANGÉIOLOGIE,

OU

DESCRIPTION DES VAISSEAUX.

PARIS

ANCIENNE MAISON BECHET JEUNE,

LABÉ, SUCC[r], LIBRAIRE DE LA FACULTÉ DE MÉDECINE,

Place de l'Ecole de médecine, 4.

AVRIL 1845.

A

LA MÉMOIRE DE MA MÈRE

ET

A CELLE DE F.-N. GIRARD,

MON MAÎTRE ET MON AMI,

Qui m'a fait ce que je suis en m'inspirant le goût de l'Anatomie vétérinaire et philosophique.

ANGÉIOLOGIE

OU

DESCRIPTION DES ORGANES CIRCULATOIRES.

CONSIDÉRATIONS GÉNÉRALES.

L'angéiologie [1] est l'anatomie limitée à l'étude des divers organes que les fluides nourriciers parcourent, et dont l'ensemble forme *l'appareil circulatoire;* appareil ainsi nommé en raison de ce que l'un de ces fluides, le sang, revient constamment au point d'où il est parti. Definition

L'appareil circulatoire se compose de deux parties bien distinctes : le *cœur* et les *vaisseaux*. Objet.

A. Le *cœur*, agent commun d'impulsion des fluides nourriciers qu'il aspire de certains vaisseaux et chasse dans certains autres, par un double mouvement alternatif, comparable à celui d'une pompe aspirante et Cœur.

[1] De ἀγγεῖον, vaisseau, et de λόγος, discours.

foulante, occupe le centre de l'appareil, et forme, tout à la fois, le point d'intersection et de jonction intermédiaire à la *grande circulation* ou à la *circulation générale*, et à la *petite circulation* ou à la *circulation pulmonaire*.

Vaisseaux, définition, division.

B. Les *vaisseaux*, véritables aqueducs ou canaux ramifiés à l'infini et formant un tout continu, ont pour objet spécial d'opérer le transport centrifuge et centripète des fluides nourriciers ; on les distingue en *artères*, *veines* et *lymphatiques*.

De ces trois ordres de vaisseaux, deux charrient le sang : ce sont les *artères* et les *veines* ; le troisième est uniquement affecté au transport de la lymphe et du chyle, fluides nourriciers blanchâtres ou même incolores qui proviennent : le premier, de toutes les parties du corps ; et le second, du canal intestinal seulement.

Artères.

Les *artères* prennent naissance en commun aux ventricules du cœur, et elles sont destinées au transport *centrifuge* du sang.

Veines.

Les *veines* naissent de toutes les parties du corps et elles sont affectées au transport *centripète* du sang.

Lymphatiques.

Les *lymphatiques*, destinés au transport centripète de fluides nourriciers autres que le sang, naissent de la profondeur des organes et des surfaces libres du corps, et viennent tous se terminer dans les veines dont ils ne sont en réalité que des annexes ou des dépendances.

Capillaires.

Enfin, aux limites excentriques de l'appareil circulatoire, ou en d'autres termes sur toutes les surfaces libres et dans l'intimité de tous les organes, les canaux vasculaires, devenus d'une ténuité extrême, prennent le nom de *vaisseaux capillaires*, et constituent ainsi, par leur ensemble, un système particulier de réseaux excessivement déliés dans lesquels s'opèrent une foule de phénomènes, tels que l'*exhalation*, l'*absorption*, les *sécrétions* et la *nutrition*, dont l'essence est encore à peu près complètement inconnue aujourd'hui.

LE COEUR [1].

Organe central de l'appareil circulatoire, aboutissant et point de départ commun de tous les vaisseaux, le cœur est un muscle creux, quadriloculaire, insymétrique, destiné à injecter dans toutes les parties du corps par les artères le sang qu'il aspire des veines. Définition.

Le cœur, enveloppé du sac fibro-séreux qui le contient, est situé à la partie moyenne de la cavité thoracique, dans l'épaisseur du médiastin, en dessous du rachis auquel il est comme appendu, au dessus du sternum qui le protège, mais avec lequel il n'a non plus aucun rapport de contiguité, et entre les deux poumons qui le tiennent à distance des parois latérales du thorax. Situation.

Il est maintenu dans cette position : par le péricarde, solidement fixé lui-même sur la face supérieure du sternum ; par les troncs des différents arbres vasculaires dont il est tout à la fois l'origine et la terminaison ; par les plèvres qui se réfléchissent en haut et en bas pour former le médiastin, et par les deux pou- Moyens de fixité.

[1] *Cor* en latin, καρδια en grec.

Les mammifères et les oiseaux sont les seuls animaux vertébrés qui aient un cœur double, c'est à dire un cœur à deux oreillettes et à deux ventricules.

Les reptiles et les poissons ont un cœur simple, ou, en d'autres termes, un cœur à une seule oreillette et à un seul ventricule..

mons qui imposent des limites à son déplacement d'un côté à l'autre.

Ces différents moyens de fixité du cœur, quoique assez multipliés, ne sont cependant pas tels encore que cet organe ne puisse, sous l'influence de plusieurs causes et même sous celle de son action propre, éprouver certains changements assez notables de position.

Direction du cœur.

Le grand axe du cœur n'est point parfaitement vertical, ainsi qu'on l'admet généralement, mais bien légèrement oblique de haut en bas, d'avant en arrière et de droite a gauche, dans tous les animaux domestiques.

Forme d'ensemble

La forme de cet organe est assez exactement celle d'un cône renversé et légèrement tordu de droite à gauche, suivant sa longueur. Par le centre de sa base qui est tournée en haut et flasque dans l'état de vacuité, le cœur répond, mais d'une manière éloignée, à la sixième vertèbre dorsale; et par son sommet ou sa pointe, qui regarde en bas, en arrière et à gauche, il répond à la cinquième côte sternale, au niveau de laquelle se font assez bien sentir ses battements.

Sillon horizontal du cœur

Un rétrécissement ou sillon horizontal et circulaire, que parcourent les troncs des vaisseaux cardiaques, divise très naturellement le cœur en deux parties ou masses superposées, aussi différentes par leur volume et leur forme que par la portée de leur action. La masse *supérieure* ou *auriculaire*, encore appelée *partie veineuse* du cœur parce qu'elle sert de récipient à toutes les veines, est constituée par les deux *oreillettes*. La masse *inférieure* ou *ventriculaire*, encore nommée *partie artérieuse* du cœur, attendu qu'elle est le point de départ commun de toutes les artères, est formée par les deux *ventricules*.

Un autre rétrécissement moins profond que le précédent, dirigé verticalement, parcouru dans une partie de son étendue par les principales divisions des vaisseaux cardiaques et traçant à l'extérieur la limite respective des deux oreillettes et des deux ventricules, établit aussi très exactement la division du cœur en deux moitiés : l'une *antérieure*, l'autre *postérieure*, composées chacune d'une oreillette et d'un ventricule superposés qui communiquent ensemble et forment comme deux cœurs contenus dans une seule et même enveloppe, séparés par une cloison qui leur est commune, construits d'après le même type, et simplement adossés : l'un *antérieur*, *droit*, *pulmonaire* ou à *sang noir*, affecté à la petite circulation ; l'autre *postérieur*, *gauche*, *aortique*, ou à *sang rouge*, exclusivement préposé à la circulation générale. Sillon vertical et division du cœur en deux moitiés.

Conformation extérieure du cœur.

Nous examinerons successivement : 1° celle des oreillettes ; 2° celle des ventricules.

1° *Oreillettes*. — Elles constituent deux espèces de petites poches musculeuses dans lesquelles toutes les veines aboutissent. On les distingue en *droite* ou *antérieure*, et en *gauche* ou *postérieure*. La première est le confluent ou le sinus des veines caves, et la seconde le récipient commun des veines pulmonaires. Des oreillettes à l'extérieur. Définition, division.

Situées l'une au devant de l'autre, simplement adossées, mais cependant séparées par une cloison verticale, comme le sont les deux ventricules, les oreillettes occupent tout le côté droit et les deux extrémités de la base du cône ventriculaire, dont elles forment en quelque sorte le couronnement et auquel elles sont simplement accolées et non continues. Situation respective.

Forme d'ensemble.

Considérées dans leur ensemble et après avoir été préalablement distendues, les oreillettes se présentent sous la forme d'une masse oblongue d'avant en arrière, aplatie de dessus en dessous, irrégulièrement convexe suivant ses deux principaux diamètres, renflée à ses extrémités et recourbée suivant sa longueur en manière de croissant dont la concavité regarde la ligne médiane.

Sillon auriculaire.

La masse auriculaire est divisée en deux moitiés, de volume inégal, l'une antérieure, l'autre postérieure, par un rétrécissement vertical qui, faisant suite aux deux sillons latéraux de la masse ventriculaire, et correspondant très exactement au septum inter-auriculaire, trace à l'extérieur la limite respective des deux oreillettes : tout ce qui est en avant de ce rétrécissement appartient à l'oreillette droite, et tout ce qui est en arrière fait partie intégrante de l'oreillette gauche.

Régions de la masse auriculaire.

Ainsi constituée, la masse auriculaire offre à considérer trois *faces* : une *supérieure* et deux *latérales droite* et *gauche* ; une *base*, et deux *extrémités*, l'une *antérieure*, l'autre *postérieure*.

Face latérale droite.

La *face latérale droite* ou *externe*, faisant suite à la face correspondante du cône ventriculaire, est convexe et présente vers le milieu de sa longueur une partie de la dépression qui trace à l'extérieur les limites respectives des deux oreillettes; et immédiatement en avant de cette dépression courbe, dont la convexité tournée en arrière indique la réception légère de l'oreillette droite dans l'oreillette gauche, l'embouchure de la veine cave postérieure, et un peu plus bas celle de la grande veine coronaire.

Face latérale gauche.

La *face latérale gauche* ou *interne* de la masse auriculaire, moins étendue que l'externe, mais comme elle lisse, déprimée verticalement et tapissée par la séreuse péricardiaque, décrit un arc de cercle pour embrasser les troncs artériels, aortique et pulmonaire réunis.

La *face supérieure*, irrégulièrement convexe, suivant ses diamètres antéro-postérieur et transverse, est lisse dans quelques points seulement et déprimée vers le milieu de sa longueur, comme les deux autres faces qu'elle surpasse de beaucoup en étendue. Elle répond : *en avant*, aux ganglions lymphatiques cardiaques qui la séparent de la trachée ; *en arrière*, à l'artère pulmonaire et à la bronche gauche. C'est aussi sur la moitié droite de cette même face que se voient successivement d'avant en arrière, et d'abord *en avant* du sillon inter-auriculaire, la terminaison en crosse de la veine cave antérieure et de l'azygos ; puis *en arrière* du sillon précité, les embouchures des veines pulmonaires dans l'oreillette gauche, en nombre variable de quatre à huit et presque toujours disposées par paires.

Face supérieure.

Par leur *base* qui est tournée en bas, sensiblement rétrécie et occupée par les deux grandes ouvertures auriculo-ventriculaires, les oreillettes s'appuient sur les ventricules et concourent à former le sillon horizontal du cœur.

Base.

Les *extrémités* des oreillettes, encore appelées *appendices auriculaires* ou simplement *auricules*, et distinguées en *antérieure* ou *droite* et en *postérieure* ou *gauche*, affleurent ou débordent légèrement la base du cône ventriculaire, surmontent le sillon coronaire du cœur, et offrent un nombre variable de dentelures ou de petits festons qui leur donnent quelque ressemblance avec une crête de coq. L'*auricule antérieure* appartient à l'oreillette droite, et l'*auricule postérieure* à l'oreillette gauche.

Extrémités ou auricules.

2° *Ventricules*. — Encore nommés portion *artérieuse* du cœur, parce qu'ils sont le point de départ com-

Des ventricules à l'extérieur.

Définition, régions. mun de toutes les artères, les ventricules présentent à considérer, comme le cœur lui-même dont ils constituent la partie principale et pour ainsi dire le corps, deux *faces latérales, droite* et *gauche*; deux *bords*, l'un *antérieur*, l'autre *postérieur*; une *base* et un *sommet*.

Faces latérales et sillons verticaux. Chacune des deux *faces latérales* du cône ventriculaire, lisse et convexe dans son ensemble, est divisée suivant sa hauteur en deux parties de longueur et de largeur inégales, par un sillon vasculaire inflexe qui, répondant directement à l'un des deux bords de la cloison inter-ventriculaire, trace conséquemment la limite extérieure des deux ventricules. Tout ce qui est en avant de chacun de ces deux sillons qui se réunissent à quelques centimètres au dessus et en avant de la pointe du cœur, appartient au ventricule droit, et tout ce qui est en arrière fait partie du ventricule gauche. Le sillon droit est presque parallèle au grand axe du cœur, et le gauche est dirigé obliquement de haut en bas et d'arrière en avant.

Bords. Les deux *bords* de la masse ventriculaire, arrondis et très épais, sont lisses comme les deux faces. L'*antérieur*, courbe suivant sa hauteur, est formé par le ventricule droit. Le *postérieur*, dirigé presque verticalement et légèrement rentrant en avant vers sa partie inférieure, appartient entièrement au ventricule gauche.

Base et ouvertures. La *base* des ventricules, tournée en haut, très légèrement inclinée à droite, et ovalaire d'avant en arrière, sert de support commun aux oreillettes et aux troncs des deux arbres artériels aortique et pulmonaire. On y remarque quatre grandes ouvertures : deux *auriculo-ventriculaires* et deux *artérielles*, toutes garnies de valvules et aboutissant deux à deux dans chacun des ventricules.

Les deux *ouvertures auriculo-ventriculaires*, situées l'une au devant de l'autre et à droite des deux orifices artériels qu'elles surpassent de beaucoup en diamètre, sont séparées par le bord supérieur du septum inter-ventriculaire. L'*antérieure*, la plus grande des deux, aboutit dans le ventricule droit ou pulmonaire; la *postérieure* aboutit dans le ventricule gauche ou aortique.

Ouvertures auriculo-ventriculaires.

Les deux *orifices artériels*, situés l'un à côté de l'autre et à gauche des deux ouvertures auriculo-ventriculaires, font communiquer les ventricules avec les deux arbres artériels, savoir : le ventricule droit avec l'artère pulmonaire, et le ventricule gauche avec l'artère aorte.

Orifices artériels.

Le *sommet* ou la *pointe* du cône ventriculaire, c'est à dire du cœur lui-même, mousse, arrondie et tournée en bas, est uniquement formée par l'extrémité inférieure du ventricule gauche.

Sommet du cœur.

Conformation intérieure du cœur.

Envisagé sous le rapport de sa conformation intérieure, le cœur offre à considérer *quatre cavités* : deux *supérieures* et deux *inférieures*.

Le cœur présente quatre cavités.

Les deux cavités supérieures appartiennent aux *oreillettes*, et les deux inférieures aux *ventricules*.

Les oreillettes sont distinguées en *antérieure* ou *droite*, et en *postérieure* ou *gauche*; la même distinction s'appliquant rigoureusement aux deux ventricules, il existe conséquemment dans le cœur, une *oreillette droite* et un *ventricule droit*, une *oreillette gauche* et un *ventricule gauche*.

Cavités droites et cavités gauches.

Les deux cavités d'un même côté, droites ou gauches, communiquent largement entre elles, et sont simplement séparées par des soupapes membraneuses appelées *valvules*. Mais les cavités droites, séparées comme elles le sont des cavités gauches par deux cloisons verticales, l'une inter-auriculaire et l'autre inter-ventriculaire, n'ont, au moins dans l'adulte, aucune communication entre elles; eu égard à cette dernière disposition, le cœur est donc bien réellement double.

Le cœur est double.

L'oreillette et le ventricule du côté droit composent le *cœur droit*, *antérieur*, *pulmonaire*, ou à *sang noir*; l'oreillette et le ventricule gauches constituent ensemble le *cœur gauche*, *postérieur*, *aortique* ou à *sang rouge*.

Nous étudierons successivement : 1° la conformation intérieure de l'oreillette droite et du ventricule droit; 2° celle de l'oreillette gauche et du ventricule gauche.

1° *De l'oreillette droite et du ventricule droit.*

Forme, parois, ouvertures.

A. *Oreillette droite* ou *antérieure*. — Sa forme peut être comparée à un segment d'ovoide irrégulier qui serait déprimé de dessus en dessous, recourbé en arc suivant son grand diamètre et dirigé obliquement d'avant en arrière et de gauche à droite. L'oreillette droite présente à considérer : deux *parois*, l'une *supérieure*, l'autre *postérieure*, une *base*, et *cinq ouvertures* : quatre pour les embouchures des deux veines caves supérieure et inférieure, de la veine azygos et de la grande veine coronaire, et la cinquième pour la communication de l'oreillette avec le ventricule correspondant.

Paroi supérieure.

La *paroi supérieure*, la plus étendue des deux, est concave, lisse dans sa motié droite, aréolaire et réticulée au contraire dans sa moitié gauche qui correspond à l'auricule.

Paroi postérieure.

La *paroi postérieure*, oblique de gauche à droite et d'avant en arrière, lisse et très légèrement excavée, répond à la cloison inter-auriculaire. Elle présente vers son centre une surface blanche ovalaire ou circulaire, plane ou un peu enfoncée, circonscrite en avant par un trousseau semi-annulaire de fibres charnues connu sous le nom impropre *d'anneau de Vieussens*; cette surface est formée par la membrane d'occlusion de l'ouverture inter-auriculaire, nommée *trou de Botal*, par laquelle les deux oreillettes communiquent largement entre elles pendant toute la durée de la vie intra-utérine. C'est à cette surface ou à cet enfoncement que l'on donne communément le nom de *fosse ovale*. Trou de Botal et fosse ovale.

Par sa *base*, l'oreillette droite s'appuie sur le ventricule correspondant, et s'abouche avec lui au moyen de la plus vaste des cinq ouvertures qu'elle présente. Ouverture auriculo-ventriculaire droite.

L'*orifice de la veine cave antérieure*, placé sur le milieu de la paroi supérieure de l'oreillette, et directement en regard du centre de la grande ouverture ellipsoïde qui fait communiquer cette oreillette dans le ventricule du même côté, est circulaire, dépourvu de valvules et entouré de fibres charnues annulaires qui sont distinctes de celles de l'oreillette. Orifice de la veine-cave antérieure.

L'*orifice de la veine azygos*, situé en arrière et tout près de celui de la veine-cave antérieure, est également circulaire et pourvu de deux ou de trois valvules dont le bord libre regarde la cavité de l'oreillette. Orifice de l'azygos.

L'*orifice de la veine cave postérieure*, de même diamètre à peu près que celui de la veine cave antérieure, occupe la partie la plus déclive et la plus reculée de l'oreillette. Il est circulaire, dépourvu de valvules, tourné en avant, et légèrement incliné vers le centre du septum inter-auriculaire. Orifice de la veine cave postérieure.

L'*orifice de la grande veine coronaire*, placé au devant et tout près de celui de la veine cave postérieure, est dépourvu de valvules, et tourné directement en haut. Orifice de la grande veine coronaire.

Ouvertures veineuses accidentelles.

Indépendamment de ces quatre grandes ouvertures veineuses, dont le nombre se réduit nécessairement à trois lorsque l'azygos se termine dans la veine cave antérieure, on rencontre parfois aussi dans l'oreillette droite l'embouchure de la veine bronchique et celle d'une ou de deux petites veines qui reviennent des parois du ventricule droit.

Dans sa moitié gauche et dans toute l'étendue de son auricule, l'oreillette présente sur la face interne de ses parois une multitude de colonnes charnues qui la rendent réticulée et aréolaire ou caverneuse. La moitié droite et la paroi supérieure, correspondant spécialement aux embouchures des veines caves, coronaire et azygos, sont au contraire lisses dans presque toute leur étendue.

B. *Ventricule droit, antérieur* ou *pulmonaire.* — Il forme le devant du cœur, et se trouve comme enroulé, obliquement de haut en bas et de gauche à droite, autour de la face antérieure du ventricule gauche qu'il déborde très légèrement par en haut.

Cavité du ventricule droit; forme d'ensemble, parois.

Sa cavité, dont la forme d'ensemble ne peut guère être rigoureusement comparée, au moins dans les animaux domestiques, qu'à un segment de cône déprimé d'avant en arrière, dont le grand axe serait dirigé et contourné dans le même sens que le ventricule, présente à considérer : deux *parois*, l'une *antérieure*, l'autre *postérieure* ; une *base* tournée en haut, et un *sommet* regardant en bas et un peu à droite.

Paroi antérieure.

La *paroi antérieure* ou *externe*, concave dans son ensemble, très peu épaisse, et pour cela même habituellement flasque et affaissée dans l'état de vacuité du ventricule, est lisse ou à peu près dans le milieu, et réticulée ou aréolaire sur tout son contour.

La *paroi postérieure* ou *interne*, formée par la cloison inter-ventriculaire, figure une surface courbe plus prononcée d'un côté à l'autre que de haut en bas ; cette surface offre du reste à peu près le même aspect que celle de la paroi antérieure. Paroi postérieure.

L'une et l'autre paroi, assez lisses dans leur milieu et au voisinage des orifices du ventricule, sont traversées et parcourues dans le reste de leur étendue, mais surtout dans leur contour, par de petites bandelettes ou de simples reliefs musculaires qui, affectant des formes, un volume, une longueur et des directions variés, se superposent, s'entrecroisent et forment, par leurs intrications diverses, une sorte de réseau ou de tissu caverneux. dont les aréoles communiquent toutes avec la cavité du ventricule; on désigne ces bandelettes et ces reliefs sous le nom de *colonnes charnues*, et pour en faciliter l'étude, on en distingue *trois espèces*. Colonnes charnues.

a. Les *colonnes charnues* de la *première espèce* sont fixées par une de leurs extrémités seulement aux parois du ventricule, sur lesquelles elles semblent comme sculptées en relief ; elles sont libres dans le reste de leur étendue, et se terminent par un sommet mamelonné, simple ou multifide, où s'attachent, par groupes, la plupart des petits cordages tendineux de la valvule auriculo ventriculaire. Les colonnes de cette espèce, que l'on a encore nommées *muscles* ou *piliers du cœur*, sont au nombre de trois dans le ventricule droit : une *antérieure* et deux *postérieures*. Colonnes de la premiere espece.

b. Les *colonnes charnues* de la *seconde espèce* sont attachées par leurs extrémités, tantôt simples et tantôt multifides, mais elles demeurent libres dans le reste de leur longueur. Les unes, au nombre de deux à trois seulement et d'une couleur grisâtre, sont tendues oblique- Colonnes de la seconde espece.

ment et comme des espèces de brides d'une paroi à l'autre du ventricule, ou bien encore d'un point à un autre de la même paroi, et c'est presque toujours de la paroi postérieure. Les autres, en beaucoup plus grand nombre, mais toujours plus courtes que les précédentes, se rencontrent le long de la réunion des deux parois et surtout à la pointe du ventricule.

Colonnes de la troisième espece.

c. Les *colonnes* de la *troisième espèce* sont libres seulement par un de leurs côtés, celui qui regarde la cavité du ventricule; elles se détachent en relief et sont comme sculptées à la manière de petits pilastres, soit sur les parois ventriculaires, soit dans l'angle que forment ces parois en se réunissant, ou bien encore au point où la valvule auriculo-ventriculaire, par son bord supérieur, se joint au ventricule.

Dans les oreillettes, il n'existe que des colonnes charnues de la seconde et de la troisième espèce.

Base du ventricule droit. Ouvertures.

A sa *base*, le ventricule droit présente deux grandes ouvertures garnies de valvules : l'une, *auriculo-ventriculaire*, par laquelle ce ventricule communique avec l'oreillette correspondante; l'autre *artérielle*, au moyen de laquelle s'établit une communication entre ce même ventricule et l'artère pulmonaire.

Orifice auriculo-ventriculaire droit et valvule triglochine.

Orifice auriculo-ventriculaire. — Situé à la droite de la base du ventricule et de l'orifice artériel pulmonaire, qu'il surpasse de beaucoup en diamètre, l'orifice auriculo-ventriculaire est allongé obliquement de gauche à droite et d'avant en arrière; sa forme est ovalaire ou ellipsoïde, et il est garni d'un grand repli membraneux annulaire, appelé *valvule triglochine* [1] ou *tricuspide*, en raison des trois grands festons, anté-

[1] De τρεις trois, et de γλωχις pointe.

rieur, externe et postérieur, qu'elle présente assez habituellement à son bord inférieur.

Cette valvule, dont l'objet est de fermer presque complètement, en se soulevant, l'ouverture auriculo-ventriculaire, et d'empêcher ainsi à la plus grande partie du sang de refluer du ventricule dans l'oreillette, présente à considérer deux *faces* : l'une *externe* l'autre *interne* ; et deux *bords*, l'un *supérieur*, l'autre *inférieur*. Régions de la valvule tricuspide.

La *face externe* ou *ventriculaire* est convexe et donne attache à une multitude de petits cordages tendineux qui la rendent inégale et lui donnent un aspect réticulé. Face externe.

La *face interne* ou *auriculaire*, lisse et concave, forme, pendant le soulèvement de la valvule, un plan incliné en entonnoir de l'oreillette vers le ventricule. Face interne.

Le *bord supérieur* ou *adhérent*, le plus épais des deux, est fixé sur le pourtour de l'ouverture auriculaire du ventricule. Bord supérieur.

Le *bord inférieur* ou *libre*, parsemé de nodules et ordinairement divisé en trois principaux festons, irrégulièrement découpés eux-mêmes en un nombre variable de petites dentelures, donne attache à une multitude de cordages tendineux, très déliés, et cependant très résistants, qui vont en convergeant, et quelquefois même en s'embranchant, aboutir la plupart aux trois colonnes charnues ventriculaires de la première espèce, et quelques uns seulement sur l'une ou l'autre des deux parois du ventricule directement. Bord inférieur.

Orifice artériel pulmonaire. — Situé à la gauche de la base du ventricule, il est séparé de l'ouverture auriculo-ventriculaire droite par une bride musculeuse très épaisse, sorte de gros éperon décrivant une courbe à concavité inférieure et divisant en haut la cavité du ventricule en deux parties, l'une droite ou auriculaire, Orifice artériel pulmonaire.

l'autre gauche ou pulmonaire, qu'on a encore appelée *infundibulum* en raison de sa forme.

Valvules sigmoïdes.

Circulaire et d'un diamètre beaucoup moins grand que celui de l'ouverture auriculo-ventriculaire, l'orifice artériel pulmonaire est garni de trois replis valvulaires distingués : en *externe*, en *interne* et en *postérieur*, et nommés, en raison de leur forme, *valvules sigmoïdes ou semi-lunaires*.

Régions des valvules sigmoïdes.

Ces trois petites valvules ou soupapes, dont l'objet est de s'opposer, pendant leur abaissement, au reflux du sang de l'artère pulmonaire dans le ventricule droit, présentent chacune deux faces : l'une *supérieure*, l'autre *inférieure*; deux *bords*, l'un *adhérent*, l'autre *libre*, et deux *extrémités*.

Face supérieure.

La *face supérieure* des valvules sigmoides, concave et parsemée de fibres musculaires disposées en arcs concentriques, forme le contour extérieur d'une petite poche ovoïde qui a fait comparer ces valvules à des nids de pigeon.

Face inférieure.

La *face inférieure*, convexe et lisse, fait continuité à l'infundibulum du ventricule.

Bord adhérent.

Par leur *bord adhérent* qui est convexe, les valvules sigmoides sont attachées, à un anneau fibreux très dense, et aux trois festons par lesquels commence la membrane moyenne de l'artère pulmonaire.

Bord libre et nodules.

Le *bord libre* de chacune de ces soupapes également convexe, mais en sens inverse du précédent, porte dans son milieu un petit renflement arrondi et très dense nommé *globule* ou *nodule d'Arantius*; ces nodules, par leur adossement, comblent le petit espace triangulaire que laissent, nécessairement entre eux, les trois bords curvilignes au moyen desquels les valvules s'affrontent dans leur abaissement.

Par leurs *extrémités*, les valvules sigmoïdes se réunissent et s'attachent deux à deux au sommet de chacun des festons de la zône artérielle, à laquelle elles correspondent. Extrémités.

2° *De l'oreillette gauche et du ventricule gauche.*

A. *Oreillette gauche*, *postérieure* ou *pulmonaire*. — Située en arrière de l'oreillette droite et directement au dessus de la base du ventricule aortique, l'oreillette gauche ressemble assez bien à un segment d'ovoïde qui aurait son grand diamètre dirigé transversalement; sa capacité est moindre que celle de l'oreillette droite. Situation, forme, capacité.

Elle offre à considérer : deux *parois*, l'une *supérieure*, l'autre *antérieure*; une *base* rétrécie qui regarde en bas, et *cinq ouvertures* au moins : l'une, *inférieure*, au moyen de laquelle l'oreillette gauche communique dans le ventricule correspondant, et les quatre autres, constituant les embouchures de terminaison des *veines pulmonaires* dans l'oreillette. Parois, base, ouvertures.

La *paroi supérieure*, concave dans son ensemble, d'un aspect jaunâtre et beaucoup plus étendue que l'antérieure, est lisse dans sa moitié droite qui correspond spécialement aux embouchures des veines pulmonaires; tandis qu'elle est parsemée, dans sa moitié gauche et dans toute l'étendue de l'auricule, d'un assez grand nombre de colonnes charnues de la seconde et de la troisième espèce qui, par leur saillie, leur superposition et leur entrecroisement, rendent cette paroi réticulée et aréolaire ou caverneuse. Paroi supérieure.

La *paroi antérieure*, très légèrement convexe et lisse dans la plus grande partie de son étendue, répond à la cloison qui sépare les deux oreillettes l'une de l'autre; Paroi antérieure.

elle présente vers son centre une surface blanche, plane ou légèrement enfoncée, entourée d'un anneau de fibres charnues et constituant le revers de la *fosse ovale* qui, ainsi que nous l'avons déjà dit en traitant de l'oreillette droite, remplace dans l'adulte l'ouverture inter-auriculaire du fœtus.

Base et orifice auriculo-ventriculaire.

Par sa *base*, au centre de laquelle est pratiquée la grande ouverture auriculo-ventriculaire, l'oreillette gauche répond et adhère intimement à la zône fibreuse du ventricule correspondant.

Embouchures des veines pulmonaires.

Les *embouchures* des *veines pulmonaires*, en nombre variable de quatre à huit, et ordinairement disposées par paires, occupent la moitié droite de la paroi supérieure de l'oreillette. Ces ouvertures veineuses, de calibre varié, sont circulaires, dépourvues de valvules, et entourées d'un anneau assez large de fibres charnues qui sont distinctes de celles de l'oreillette.

Situation.

B. *Ventricule gauche, postérieur* ou *aortique*. — Situé en arrière du ventricule droit, qu'il déborde par son extrémité inférieure et dans lequel il proémine, le ventricule gauche forme à lui seul la pointe ou le sommet du cœur.

Forme d'ensemble de sa cavité, aspect, parois.

Sa cavité, un peu moins spacieuse que celle du ventricule droit, est conoïde, et sa surface interne offre un aspect jaunâtre comme l'intérieur de l'oreillette correspondante ; le tissu aréolaire y est assez prononcé inférieurement, mais la surface de ses parois, qui toutes deux sont concaves, devient de plus en plus lisse en approchant de la base. On y rencontre aussi les trois espèces de colonnes charnues que l'on remarque dans le ventricule droit.

Colonnes charnues de la première espèce.

a. Les *colonnes* de la *première espèce*, au nombre de deux seulement et d'un volume considérable, occupent les côtés de la paroi postérieure du ventricule. Du reste, comme dans le ventricule droit, ces colonnes donnent attache par leur sommet mamelonné aux cordages tendineux de la valvule auriculo-ventriculaire.

Colonnes de la deuxième espèce.

b. Les *colonnes* de la *seconde espèce*, simples ou multifides à leurs extrémités, et généralement plus courtes que celles du ventricule droit, sont en nombre variable, de deux à cinq.

Colonnes de la troisième espèce.

c. Les *colonnes* de la *troisième espèce*, généralement plus grosses, mais beaucoup moins multipliées que celles du ventricule droit, occupent spécialement la partie inférieure et surtout la pointe du ventricule.

Base, orifices et valvules.

La *base* du ventricule gauche, tournée en haut comme celle du ventricule droit, est entièrement occupée par les orifices *auriculaire* et *artériel aortique*. Ces deux orifices, pourvus de valvules et placés l'un au devant de l'autre, sont simplement séparés par un des festons de la valvule auriculo-ventriculaire et non par une bride charnue, comme on le remarque dans le cœur droit.

Orifice auriculo-ventriculaire, et valvule mitrale.

L'*ouverture auriculo-ventriculaire*, ovalaire d'un côté à l'autre, un peu moins grande et surtout moins dilatable que l'ouverture auriculo-ventriculaire droite, occupe toute la partie postérieure de la base du ventricule; elle est pourvue d'une valvule circulaire analogue tout à fait à la valvule triglochine, mais plus épaisse que celle-ci et divisée seulement à son bord inférieur en deux principaux festons opposés, l'un *antérieur*, l'autre *postérieur*, qui lui ont fait donner le nom de valvule *mitrale* [1]. Le feston antérieur, le plus grand et le plus épais des deux, sépare à lui seul l'orifice auriculo-ventriculaire de l'orifice artériel aortique.

[1] En forme de mître.

Faces de la valvule mitrale.

Des deux *faces* de cette grande valvule, dont l'objet est de s'opposer, lors de son soulèvement, au reflux du sang du ventricule dans l'oreillette, l'*une* qui regarde l'orifice auriculaire est parfaitement lisse, tandis que l'*autre*, parsemée de petits cordages qui la rendent inégale, se confond à la zône fibreuse du ventricule au niveau du bord adhérent de la valvule.

Bords

Par son bord *supérieur* ou *adhérent*, la valvule mitrale est fixée autour de l'orifice auriculaire ; et par son bord *inférieur* ou *libre*, elle est attachée sur le sommet des deux grosses colonnes charnues du ventricule, au moyen d'un nombre variable de tendons plus forts et moins multipliés, que ceux de la valvule triglochine, mais disposés à peu près de la même manière.

Structure.

Les deux valvules triglochine et mitrale offrent du reste la même structure. Ainsi, elles se composent l'une et l'autre : 1° d'une couche de tissu fibreux blanc à laquelle elles doivent toute leur force de résistance ; 2° d'une zône circulaire de fibres musculeuses qu'on s'étonne de ne voir mentionnée nulle part, et qui est pourtant on ne peut plus évidente dans toutes les grandes espèces d'animaux domestiques ; 3° enfin, d'une duplicature de la membrane qui tapisse en commun les deux cavités de chaque cœur.

Orifice aortique et valvules sigmoïdes.

L'*orifice artériel aortique*, situé en avant et un peu à gauche de l'ouverture auriculo-ventriculaire, de laquelle il se trouve seulement séparé par le feston antérieur de la valvule mitrale, est circulaire et garni de trois valvules (*sigmoïdes*) qui ressemblent exactement par leur forme, leur structure et leurs usages, à celles de l'artère pulmonaire ; seulement, elles sont un peu plus épaisses et leurs nodules sont aussi plus gros.

Structure des valvules sigmoïdes.

Toute valvule sigmoïde ou sémilunaire, quelle que soit

l'artère à laquelle elle appartienne, est formée : par un repli de la membrane interne de chaque ventricule et par des fascicules musculaires concentriques, que l'on trouve décrits et figurés avec le plus grand soin dans les ouvrages de Morgagni et de Senac[1].

Résumé des différences que présentent les cavités droites et les cavités gauches du cœur comparées entre elles.

1° VENTRICULES. Le ventricule droit est antérieur et supérieur ; sa forme est irrégulièrement ovoïde. Ventricules. Différences de position et de forme.

Le ventricule gauche est postérieur et inférieur ; sa forme est conoïde.

Le ventricule droit a des parois beaucoup moins épaisses que celles du ventricule gauche, qui, à lui seul, forme les trois quarts environ de l'épaisseur du septum inter-ventriculaire. Différences dans l'épaisseur des parois.

La capacité du ventricule droit est d'un quart à un cinquième environ plus grande que celle du ventricule gauche. Différence de capacité.

Les parois internes du ventricule gauche présentent un aspect jaunâtre qu'on n'observe point dans celles du ventricule droit. Différence d'aspect.

Les colonnes charnues de la première et de la troisième espèce sont plus épaisses et plus fortes, mais moins nombreuses dans le ventricule gauche que dans le ventricule droit. Différence dans le nombre et le volume des colonnes.

L'ouverture auriculo-ventriculaire droite est un peu plus vaste et moins régulièrement circulaire que l'ouverture auriculo-ventriculaire gauche. Différences dans le diamètre et la forme des ouvertures auriculaires.

Les valvules auriculo-ventriculaire droite et artérielle Différence d'épaisseur dans les valvules.

[1] Chez les animaux, comme chez l'homme, il est très rare de rencontrer des anomalies dans le nombre des valvules sigmoïdes.

pulmonaire sont moins épaisses et moins fortes que celles du ventricule gauche.

Différence dans les zônes fibreuses.

Les deux zônes fibreuses, auriculaire et artérielle, sont aussi moins épaisses dans le ventricule droit que dans le gauche.

Couche jaune du ventricule gauche.

Au dessous de la membrane séreuse qui tapisse l'intérieur du ventricule gauche, il existe une couche de tissu fibreux jaune qui manque complètement dans le ventricule droit ; de là l'aspect différent que reflète la surface interne de ces deux cavités.

Oreillettes. Différences de position et de forme.

2° OREILLETTES. L'oreillette droite est antérieure, allongée d'avant en arrière ; sa forme est ovoide.

L'oreillette gauche est postérieure, allongée transversalement ; sa forme est arrondie.

Différence d'épaisseur dans leurs parois.

L'oreillette droite a des parois moins épaisses, plus réticulées et plus aréolaires que celles de l'oreillette gauche.

Différence de capacité.

La capacité de l'oreillette droite est d'un quart à un cinquième plus grande que celle de l'oreillette gauche.

Différence dans le nombre et l'épaisseur des colonnes.

Les colonnes charnues sont moins multipliées, mais plus volumineuses dans l'oreillette gauche que dans la droite.

Différence d'aspect à l'intérieur.

Au dessous de la membrane qui tapisse l'oreillette gauche, il existe une couche de tissu fibreux élastique qui donne un aspect jaunâtre à la surface interne des parois de cette cavité ; rien de semblable ne se fait remarquer dans l'oreillette droite.

Structure du cœur.

Parties constituantes du cœur.

Sous le rapport de sa structure, le cœur offre à considérer : 1° une charpente fibreuse ; 2° le tissu musculaire qui le constitue essentiellement ; 3° une enveloppe séreuse extérieure que nous décrirons en traitant du péricarde dont elle fait partie ; 4° deux membranes intérieures, l'une pour les cavités gauches, l'autre pour les cavités droites, faisant continuité : la première, à la tunique interne du système vasculaire à sang rouge ; et la seconde à celle du système vasculaire à sang noir ; 5° des vaisseaux propres, artériels, veineux et lymphatiques ; 6° des nerfs ; 7° enfin du tissu cellulaire et du tissu adipeux.

1° *Charpente du cœur.*

Des quatre zônes du cœur.

Elle se compose de quatre *zônes* fibreuses circulaires auxquelles s'attachent en commun toutes les fibres musculaires du cœur ; ce sont : *a.* les deux zônes des orifices auriculo-ventriculaires ; *b.* les deux zônes des orifices artériels.

Zônes auriculo-ventriculaires. Disposition, texture, prolongement.

a. *Zônes auriculo-ventriculaires.* Chacune d'elles constitue, autour de l'ouverture de communication de l'oreillette dans le ventricule correspondant, un tendon aplati et formé de fibres blanches qui s'intriquent à angle aigu. Ces deux tendons circulaires, sur la surface desquels s'implantent, en opposition et sans se confondre, les fibres charnues des oreillettes et des ventricules, envoient, l'un et l'autre, dans la valvule auriculo-ventriculaire correspondante, une petite expansion fibreuse qui concourt à en former la charpente.

Fusion des deux zônes auriculaires avec la zône aortique.

Par leur courbe adjacente, les deux zônes auriculo-ventriculaires se confondent ensemble et adhèrent très fortement à la moitié droite de l'anneau ligamenteux aortique. C'est à ce dernier point d'union, formant le noyau le plus résistant de la charpente du cœur, que, dans les grands animaux domestiques, l'on rencontre très souvent un arc cartilagineux et même osseux. Dans le bœuf, ce noyau est constitué par un os de quatre à cinq centimètres de longueur environ, aplati et recourbé en arc d'un côté à l'autre.

Différence des deux zônes auriculo-ventriculaires.

La zône auriculo-ventriculaire gauche est plus large

et plus épaisse que la zône auriculo-ventriculaire droite.

Zônes arterielles, forme, diamètre.

b. *Zônes artérielles.* Ce sont deux espèces d'anneaux ligamenteux, dont le diamètre est un peu plus petit que celui de chacune des artères aorte et pulmonaire, à l'orifice ventriculaire desquelles ils sont placés.

Bords et festons.

Par leur *contour inférieur*, les deux zônes artérielles donnent attache à des fibres charnues ventriculaires, et par leur *contour supérieur*, qui est découpé en trois petits festons triangulaires, elles se réunissent et se confondent insensiblement à la membrane moyenne de chacune des artères auxquelles elles correspondent.

Differences des deux zônes arterielles.

Texture de l'une et de l'autre.

La zône aortique, un peu plus haute et plus épaisse que la zône pulmonaire, donne en outre attache au feston antérieur de la valvule mitrale ; l'une et l'autre sont du reste formées de fibres blanches très courtes et entrecroisées en natte.

2° *Tissu musculaire ou essentiel du cœur.*

Division du cœur par rapport à sa texture musculaire.

Sous le rapport de sa texture musculaire comme sous celui de sa conformation intérieure, le cœur se divise très naturellement en deux portions bien tranchées : les ventricules et les oreillettes.

A. *Fibres musculaires des ventricules.*

Idée générale et division de ces fibres.

Elles sont de deux ordres : les unes appartiennent à la fois aux deux ventricules qu'elles unissent entre eux et rendent solidaires sous le rapport de leur action, ce sont : les fibres *unitives*, *communes* ou *biventriculaires*, distinguées en *superficielles* et en *profondes ;* les autres sont spéciales à chacun des ventricules et en constituent les *fibres propres.*

1° Fibres unitives superfi-

1° *Fibres unitives* ou *communes superficielles.* Elles for ment l'enveloppe extérieure des deux ventricules qu'elles tapissent en commun et sans interruption sur toute l'étendue de leurs deux faces latérales, d'où leur distinction en *gauches* et en *droites*.

cielles. Disposition d'ensemble, et distinction en gauches et en droites.

a. *Fibres unitives superficielles gauches*. Elles se portent toutes obliquement de haut en bas, et d'avant en arrière, des zônes auriculo-ventriculaire droite, artérielle pulmonaire et auriculo-ventriculaire gauche, où elles sont attachées par une de leurs extrémités, au sommet du cœur; parvenues à ce point, ces fibres se contournent sur elles-mêmes, en pas de vis ou à la manière d'une spirale, en inscrivant, en commun avec toutes les fibres unitives superficielles droites et avec la majeure partie des fibres unitives profondes qu'elles embrassent, une espèce de tourbillon ou d'étoile a rayons courbes, au centre de laquelle il existe un petit trou par où l'on peut très facilement pénétrer dans le cœur; de descendantes et superficielles qu'étaient ces fibres, elles deviennent alors ascendantes et profondes, se retroussent, pénètrent seulement dans le ventricule gauche, le long des parois internes duquel elles remontent ensuite pour aller, en formant des colonnes de plusieurs espèces, aboutir : les unes, aux zônes fibreuses qui occupent la base du ventricule, les autres à l'extrémité libre du pilier gauche de la valvule mitrale qu'elles concourent à former.

a. Fibres unitives superficielles gauches. Direction oblique et en spirale, attache, rapports avec les autres fibres unitives, spécialement à la pointe du cœur. Leur pénétration et leur terminaison dans le ventricule gauche.

b. *Fibres unitives superficielles droites*. Ces fibres qui, avec les précédentes, ne forment en réalité qu'une seule et même couche continue, naissent de la partie droite des deux zônes auriculo-ventriculaires et se portent toutes, obliquement de haut en bas (et comme la face du cœur est changée), d'arrière en avant, du ventricule gauche sur le ventricule droit, en passant sur le sillon vertical

b Fibres unitives superficielles droites. Direction oblique et en spirale, rapports avec les autres fibres unitives, leur pénétration dans le ventricule gauche, et la manière dont elles s'y comportent et s'y terminent.

correspondant, au sommet du ventricule gauche. Parvenues à ce point, ces fibres s'enroulent d'abord avec les fibres unitives superficielles gauches et profondes, puis elles se réfléchissent et remontent ensuite avec ces deux derniers plans de fibres, seulement dans le ventricule gauche, où elles se comportent à peu près de la même manière que les fibres unitives déjà décrites : c'est à dire que les unes, formant des anses simples avec leur portion superficielle, vont s'insérer aux deux zônes fibreuses de la base du ventricule; tandis que les autres, en continuant de tourner ou de décrire des pas de vis, s'éteignent dans le pilier gauche de la valvule mitrale.

Résumé de la disposition des fibres unitives superficielles.

Il résulte donc de ce qui précède : 1° que les fibres unitives superficielles gauches et droites forment, par leur ensemble, un seul et même plan continu qui enveloppe en commun les deux ventricules; 2° que toutes inscrivent des anses plus ou moins longues et obliques; 3° que toutes se réfléchissent au même point, c'est à dire au sommet du cœur, où elles convergent en commun avec les fibres unitives profondes, pour remonter ensuite dans l'intérieur du ventricule gauche; 4° que toutes, enfin, ont une partie superficielle insérée aux zônes fibreuses de la base des ventricules, et une partie profonde par laquelle elles vont aboutir aux deux zônes fibreuses du ventricule gauche, ou s'éteindre dans les piliers de la valvule mitrale.

Fibres unitives profondes. Disposition par rapport aux deux ventricules; origine, point de reflexion, rapports avec les autres fibres unitives, penetration et mode de terminaison dans le ventricule gauche.

2° *Fibres unitives profondes*. Disposées comme les fibres unitives superficielles en anses obliques, qui se réfléchissent toutes au même point, les fibres unitives profondes appartiennent : par leur moitié antérieure, au ventricule droit, dont elles concourent à former tout à la fois la paroi postérieure et la cloison, et par leur moitié postérieure, au ventricule gauche, qu'elles tapissent en dedans. De la partie postérieure de la zône ventriculaire droite et du bord correspondant de la zône artérielle pulmonaire, ou du bord supérieur de la cloison interventriculaire, comme origine, les fibres unitives profondes se portent toutes obliquement en bas et à gauche, au sommet du ventricule droit; puis à partir de ce point, et même d'un peu plus haut, elles s'enroulent dans le tourbillon du sommet du cœur, interposées aux deux plans de fibres unitives superficielles, avec lesquelles elles se retroussent et remontent ensuite dans l'intérieur du ventricule gauche seulement, pour aller, en formant des colonnes charnues, s'insérer aux deux zônes fibreuses de la base de ce ventricule, ou s'éteindre dans le pilier gauche de la valvule mitrale.

Fibres propres des ventricules. Forme d'ensemble, direction, attaches, disposition par couches sans fusion.

3° *Fibres propres des ventricules.* Ces fibres, dont la configuration générale ou la forme d'ensemble dans chacun des deux ventricules, peut être comparée à celle d'un conoïde qui aurait sa base tournée en haut et son sommet en bas, sont toutes recourbées en anses plus ou moins longues et obliques, attachées par leurs extrémités aux deux zônes fibreuses de l'un et de l'autre ventricule, et disposées par couches ou par lits qui se superposent et se pénètrent mutuellement sans jamais se confondre.

Fibres propres du ventricule gauche. Situation, disposition en cône ouvert à ses deux extrémités.

a. *Fibres propres du ventricule gauche.* Situées, entre la portion descendante ou directe et la portion ascendante ou réfléchie des fibres unitives, les fibres propres du ventricule gauche, inscrivent dans leur ensemble, chez les animaux comme chez l'homme, une espèce de petit baril ou un conoïde tronqué à deux ouvertures, dont la supérieure la plus vaste répond à la fois aux deux orifices aortique et auriculaire, et dont l'inférieure, taillée obliquement en bec de flûte, forme la voie par laquelle les trois nattes en retour des fibres unitives remontent ensemble dans l'intérieur du ventricule gauche.

Superposition, direction, attaches.

Superposées à divers plans en hauteur et en profondeur dans leur trajet, et attachées par une de leurs extrémités au côté gauche de la zône aortique ou au bord correspondant de la zône auriculo-ventriculaire, ces fibres se portent toutes obliquement en bas, en décrivant par leur contiguité le contour du ventricule; puis elles s'infléchissent et remontent ensuite obliquement de diverses hauteurs, s'insérer au côté droit des deux zônes fibreuses qui leur ont servi de point de départ.

Fibres propres du ventricule droit. Situation par rapport aux fibres unitives superficielles et profondes; disposition en cône percé seulement de deux ouvertures à sa base. Direction, attaches.

b. *Fibres propres du ventricule droit.* Placées entre les fibres communes superficielles, et le plan antérieur des fibres unitives profondes qui descendent obliquement du bord supérieur de la cloison au sommet du cœur, les fibres propres du ventricule droit inscrivent dans leur ensemble un conoïde, bien irrégulier sans doute, et cependant complet, c'est à dire sans lacune à son sommet, mais percé seulement à sa base de deux ouvertures qui répondent aux deux orifices supérieurs du ventricule. Toutes ces fibres propres, comme celles du ventricule gauche auxquelles elles s'adossent dans plusieurs points, sont disposées en anses plus ou moins longues et obliques, et superposées à divers plans en hauteur et en profondeur; toutes aussi, à l'exception cependant de celles qui s'éteignent dans les piliers de la valvule triglochine, sont attachées en opposition par leurs extrémités sur les côtés des deux zônes fibreuses de la base du ventricule droit.

Cloison interventriculaire. Disposition des fibres qui la constituent.

Cloison inter-ventriculaire. Elle est constituée : 1° *En avant,* et dans le tiers environ de son épaisseur, en premier plan, par les fibres propres du ventricule droit, qui sont dirigées obliquement de haut en bas et de droite à gauche, et en second plan par les fibres unitives profondes dont la direction est à peu près la même que celle des précédentes, 2° *en arrière,* et dans les deux tiers de son épaisseur, par les fibres propres du ventricule gauche, auxquelles se joignent quelques bandelettes de fibres unitives superficielles réfléchies qui remontent obliquement s'insérer aux zônes aortique et auriculaire gauche; 3° du *côté droit,* et en plan externe, par les fibres unitives superficielles correspondantes, et en plan interne, par les fibres propres des deux ventricules, lesquelles forment, en se pénétrant mutuellement, une espèce de suture ou d'intrication digitiforme; enfin du *côté gauche*, et tout à fait en haut, par les fibres propres des ventricules; un peu plus bas, par deux ou trois gros faisceaux musculeux qui se portent horizontalement d'un ventricule à l'autre en passant sur le sillon intermédiaire; au milieu, par les fibres unitives superficielles gauches; et en bas, par ces mêmes fibres réunies aux unitives profondes qui vont s'enrouler dans le tourbillon commun de la pointe du cœur.

B. *Fibres musculaires des oreillettes.*

Idee générale de ces fibres. Leur division en unitives et en propres, la forme d'ensemble de ces dernières, leur direction, leurs points d'attache communs.

Les oreillettes présentent, comme les ventricules, deux ordres de fibres musculaires: les unes *unitives, communes* ou *biauriculaires*, les autres *propres*; ces dernières, quoique les plus nombreuses, ne forment néanmoins, dans leur ensemble et pour chaque oreillette en particulier, qu'une couche très peu épaisse; toutes sont disposées en cercles et en anses verticales ou obliques; toutes, aussi, ont pour point d'appui commun chacune des deux zônes auriculo-ventriculaires, auxquelles elles s'attachent par leurs extrémités, et de plus dans les grandes espèces d'animaux, un *noyau fibreux* très épais qui se confond à l'anneau ligamenteux aortique [1].

Noyau fibreux commun aux deux oreillettes.

Fibres unitives. Disposition en deux faisceaux.

1° *Fibres unitives* ou *communes*. Elles forment deux *faisceaux* : l'un *droit*, l'autre *gauche*.

Faisceau latéral droit. Origine, trajet, terminaison.

a. Le *faisceau latéral droit*. Beaucoup moins considérable que le gauche, en regard et à l'opposé duquel il est placé, entoure la grande veine coronaire dans une longueur de quatre centimètres environ en deçà de son embouchure, et s'étend en décrivant une courbe dont la concavité regarde en haut, depuis la base de l'oreillette droite, en avant et tout près de l'embouchure de la veine-cave postérieure, jusqu'à la partie supérieure de l'ore illettegauche, où il se réunit à une des bandelettes terminales du faisceau latéral gauche, en inscrivant avec elle un demi-cercle autour des embouchures des veines pulmonaires.

Faisceau latéral gauche. Étendue, forme, direction, bifurcations.

b. Le *faisceau latéral gauche*, étendu de l'auricule droite à l'auricule gauche, est aplati, très large, incliné obliquement en dehors et en bas, rétréci à sa partie moyenne qui correspond au sillon inter-auriculaire, recourbé en arc dont la concavité regarde la ligne médiane et bifurqué à chacune de ces deux extrémités.

Bifurcation antérieure.

De ses deux branches antérieures : l'une se réunit aux fibres qui entourent la veine-cave antérieure à son embouchure, et l'autre, aux fibres propres de l'oreillette.

Bifurcation postérieure.

L'une de ses branches postérieures s'enroule autour du bord de l'auricule gauche ; tandis que l'autre va, en contournant obliquement la partie supérieure de l'oreillette, se joindre tout à la fois au faisceau latéral droit

[1] Cette espèce de masse tendineuse n'a été, que je sache, indiquée par aucun anatomiste.

et aux fibres circulaires qui occupent la base de l'oreillette.

Un trousseau de fibres arciformes, réunit les deux branches postérieures de ce grand faisceau de fibres unitives. Fibres de réunion des deux branches postérieures du faisceau latéral gauche.

2° *Fibres propres de l'oreillette gauche.* Les unes, dirigées horizontalement et disposées en cercle autour de la grande ouverture par laquelle l'oreillette communique dans le ventricule correspondant, vont, en passant sous les deux faisceaux de fibres unitives, s'enfoncer dans le sillon inter-auriculaire pour former la cloison; les autres fibres propres, disposées en anses verticales, composent un nombre variable de bandes ou de zônes qui, en contournant d'un côté à l'autre la partie supérieure de l'oreillette et en s'interposant aux veines pulmonaires, dont elles séparent et circonscrivent tout à la fois les embouchures, gagnent le cercle tendineux de la base du ventricule ou vont s'épanouir obliquement dans la cloison inter-auriculaire. Fibres propres de l'oreillette gauche. Disposition, direction.

D'autres fibres, bien distinctes des précédentes, entourent circulairement et à la manière de petits sphincters chacune des veines pulmonaires en particulier. Sphincters des veines pulmonaires.

3° *Fibres propres de l'oreillette droite.* Les unes, composant, comme dans l'oreillette gauche, un vaste plan circulaire qui entoure la base de l'oreillette à la manière d'un sphincter, vont, en s'enfonçant obliquement sous les fibres unitives, gagner la cloison inter-auriculaire; les autres, disposées en anses obliques et transverses, forment, dans leur ensemble, un large faisceau qui s'étend depuis l'auricule jusqu'à l'embouchure de la veine-cave antérieure, autour de laquelle il se termine en s'infléchissant. Fibres propres de l'oreillette droite. Disposition, direction.

Un autre grand faisceau musculeux, dont les fibres Sphincter de la veine cave antérieure.

sont circulaires et obliques en arrière et en bas, entoure la veine cave antérieure, dans une longueur de quatre centimètres environ en deçà de son embouchure.

Fibres musculaires des auricules.

4° Quant aux *auricules*, elles sont formées de fibres musculaires groupées par petits faisceaux qui se superposent et s'entrecroisent de manière à constituer, dans leur ensemble et pour chaque auricule, une couche caverneuse et aréolaire, qui se confond insensiblement aux autres plans musculeux de l'oreillette correspondante.

Différence de texture des deux auricules.

L'auricule gauche, la plus large et la plus épaisse des deux, présente en outre à son bord, un plan de fibres circulaires, dont on ne retrouve aucun vestige dans l'auricule droite.

Cloison inter-auriculaire. Disposition des fibres qui la constituent.

Cloison inter-auriculaire. Elle est formée : sur ses côtés, par les deux faisceaux de fibres unitives, et dans le reste de son étendue, par l'adossement direct mais très restreint des fibres circulaires de chaque oreillette.

Séparation des deux cœurs.

Si de tout ce qui précède sur la texture musculaire des ventricules et des oreillettes, il résulte très clairement : que le cœur soit bien réellement double, et que le cône ventriculaire soit, suivant la formule très lucide et très philosophique de Winslow, composé de deux sacs musculeux distincts contenus dans un troisième commun aux deux ventricules, on conçoit très facilement que, par une dissection attentive, on puisse parvenir à isoler les deux cœurs l'un de l'autre. Il est bien clair cependant, que, pour pouvoir obtenir cet isolement, il devient indispensable de couper en travers et au niveau de chacun des sillons verticaux du cœur : 1° les deux faisceaux de fibres communes aux deux oreillettes; 2° les fibres unitives superficielles gauches et droites des deux ventricules, et que dans la section des premières il faut absolument comprendre les fibres unitives profondes. En écartant ensuite avec précaution et en sens inverse les deux cœurs, on obtient leur séparation au milieu de la cloison qui les isole l'un de l'autre.

Quant à la séparation des ventricules d'avec les oreillettes, il est bien entendu qu'elle nécessite la section de tous les cordages tendineux par lesquels les valvules auriculo-ventriculaires sont attachées aux parois internes des ventricules. Les deux cœurs ainsi séparés, il devient très facile alors de juger de leur forme et de leurs rapports mutuels [1]. Separation des ventricules d'avec les oreillettes.

4° *Membranes internes du cœur*, ou *membranes endocardiaques* [2]. Membranes internes du cœur.

Elles sont au nombre de deux : l'une, est commune à l'oreillette droite et au ventricule correspondant ; l'autre, appartient en propre à l'oreillette gauche et au ventricule du même côté. Nombre et disposition generale.

a. *Membrane des cavités droites.* — Elle est continue d'une part, à la tunique interne du système des veines caves, à laquelle elle ressemble beaucoup sous tous les rapports, et d'autre part, à la tunique interne de l'arbre artériel pulmonaire, de laquelle elle ne diffère guère que par sa moindre épaisseur. A partir de l'embouchure des veines caves, cette membrane revêt successivement : toute la surface interne de l'oreillette avec ses deux espèces de colonnes charnues et ses diverses aréoles ; la Membrane du cœur droit ; disposition.

[1] Il existe deux manières principales de préparer le cœur pour faciliter l'étude de sa texture intime et la separation des diverses parties qui le composent. La première consiste à faire agir l'eau bouillante pendant cinq ou six heures sur cet organe ; et la seconde, a laisser sejourner le cœur pendant quelque temps dans un bain d'acide azotique étendu d'une certaine quantité d'eau.

[2] De ἔνδον, en dedans, et de καρδία cœur.

face auriculaire de la valvule tricuspide, les fibres charnues du bord supérieur de cette valvule, sa charpente fibreuse, son bord inférieur, ses nodules, ses tendons et sa face ventriculaire; les parois du ventricule avec leurs trois espèces de colonnes et leurs enfoncements; enfin les deux faces des trois valvules sigmoïdes que cette membrane concourt à former, et sur le bord adhérent desquelles elle se continue à la tunique interne de l'artère pulmonaire.

Dans le fœtus.

Pendant toute la durée de la vie fœtale, et souvent même encore après la naissance, la membrane interne des cavités droites du cœur se continue à celle des cavités gauches par le trou de Botal.

Membrane du cœur gauche; disposition.

b. *Membrane des cavités gauches.* Continue d'un côté à la tunique interne de l'arbre veineux pulmonaire; de l'autre, à celle de l'arbre artériel aortique, elle offre les mêmes dispositions essentielles que la membrane des cavités droites, à cette différence près cependant, qu'au lieu d'être comme celle-ci en rapport direct avec les fibres musculeuses de l'oreillette et du ventricule, elle s'en trouve séparée par du tissu jaune élastique, à la présence duquel doit être rapporté l'aspect particulier que présente la surface interne des deux cavités du cœur gauche.

Vaisseaux.

5° *Vaisseaux du cœur.*

Artères.

a. *Artères.* Le cœur reçoit du tronc aortique *deux artères* appelées *coronaires* ou *cardiaques*, et remarquables : 1° par le volume considérable qu'elles offrent, si on le compare à celui du cœur; 2° par la disposition en deux cercles, l'un horizontal, l'autre vertical qu'elles affectent; 3° par la multiplicité des divisions qu'elles fournissent et des anastomoses qu'elles ont entre elles; 4° par le grand nombre de flexuosités qu'elles décrivent;

5° par les petits freins membraneux et les rétrécissements que ces artères présentent à l'origine de leurs ramuscules ; 6° enfin, par les adhérences intimes et assez nombreuses qu'elles contractent avec les fibres charnues du cœur, et que l'on regarde comme de véritables insertions.

b. *Veines.* En nombre variable de une à quatre, elles suivent le trajet des artères et vont se terminer directement dans l'oreillette droite, en avant et tout près de la veine cave postérieure. Veines.

c. *Lymphatiques.* Ces vaisseaux divisés en superficiels et en profonds, traversent le péricarde à sa partie supérieure et vont se rendre, les uns, dans les ganglions cardiaques ; les autres, dans les ganglions bronchiques et médiastins antérieurs. Lymphatiques

6° *Nerfs.* Nerfs.

Nombreux et très ténus, ils proviennent du plexus cardiaque formé par le pneumo-gastrique et le trisplanchnique.

7° *Tissu cellulaire et tissu adipeux.* Tissus cellulaire et adipeux.

a. Le tissu cellulaire du cœur est filamenteux, délié, séreux, peu abondant et très serré.

b. Le tissu adipeux se trouve déposé sous la séreuse épicardiaque par masses arrondies ou par plaques qui occupent particulièrement les sillons coronaire et ventriculaires, le pourtour de l'origine des deux arbres artériels, la base et le contour festonné des oreillettes.

Développement du cœur. Le cœur, l'un des premiers organes qui apparaissent et agissent dans l'embryon, et que, pour cette raison, les anatomistes ont appelé *punctum saliens*, présente un volume d'autant plus considérable, proportionnellement à celui du corps, qu'on l'examine à une époque plus rapprochée de celle à laquelle il a fait son apparition. Développement du cœur. Precocité, volume.

Forme.

Dans les premières semaines qui font suite à l'état embryonnaire, le cœur se présente sous la forme d'une masse arrondie ou globuleuse dont les oreillettes constituent la majeure partie.

Axe du cœur.

Pendant la vie fœtale, le grand axe du cœur est incliné plus obliquement de haut en bas et d'avant en arrière qu'à toute autre époque de la vie.

Analogies de capacité entre les ventricules et d'épaisseur entre leurs parois.

Les deux ventricules présentent a peu près la même capacité et la même épaisseur dans leur paroi la plus excentrique.

Différence de couleur des ventricules.

Le tissu musculaire du ventricule droit est d'un rouge plus foncé que celui du ventricule gauche.

Densité du cœur.

Le cœur est ferme et très élastique, aussi s'affaisse-t-il beaucoup moins à vide qu'après la naissance.

Communication entre les deux cœurs. Trou de Botal. Valvules.

Enfin, pendant toute la durée de la vie intra-utérine, les cavités droites et les cavités gauches du cœur communiquent largement entre elles au moyen du trou de Botal qui, sauf les cas de persistance beaucoup plus rares dans les animaux que dans l'homme, se ferme toujours très peu de temps après la naissance. Une valvule formée par l'adossement des deux membranes endocardiaques entoure cette ouverture.

Dans la vieillesse.

Dans la vieillesse, le cœur est habituellement flasque et souvent dilaté.

Action du cœur. Mouvements.

Action du cœur. Le cœur est l'agent principal et essentiel d'impulsion du sang qu'il aspire des veines, et chasse dans les artères par les deux mouvements alternatifs d'*ampliation* et de *resserrement* que ses cavités exécutent deux à deux sur elles-mêmes, et qui ont très judicieusement fait comparer le jeu de chacune d'elles à celui d'une pompe alternativement aspirante et foulante; le premier des deux mouvements du cœur à encore été appelé *diastole*, et le second *systole*.

a. La *diastole*, qui, comme le démontre l'expérimentation, a, non seulement pour objet de permettre l'abord du sang dans les cavités du cœur, mais bien encore pour effet d'y solliciter l'entrée de ce fluide, n'en constitue pas moins qu'un phénomène purement passif d'aspiration dû au relâchement ou au retour subit des fibres musculeuses contractées à leur longueur de repos, par l'effet de leur élasticité, et non point un mouvement actif; puisque, comme on le sait, le cœur ne présente dans sa texture aucune fibre musculaire qui soit disposée dans sa forme, ou dans son mode d'attache, de manière à pouvoir opérer la dilatation de ses cavités, soit dans un sens, soit dans l'autre. Diastole.

b. La *systole*, dont l'effet est d'expulser des cavités du cœur le sang que la diastole y a fait affluer, est bien, au contraire, et ainsi que le démontrent encore très clairement, d'une part l'observation physiologique, et d'autre part la disposition et le mode d'attache de toutes les fibres musculaires du cœur, le mouvement actif, essentiel et même unique par lequel cet organe se resserre sur lui-même, et suivant ses trois principaux diamètres à la fois, vers ses ouvertures artérielles et auriculo-ventriculaires autour desquelles se trouvent, comme on le sait, les anneaux fibreux qui servent de points communs d'attache à toutes ses fibres contractiles. Systole.

Voici, du reste, ce que l'observation physiologique, parfaitement d'accord d'ailleurs avec les données les plus rigoureuses sur la texture musculaire du cœur, apprend de très positif touchant le mécanisme suivant lequel s'opèrent, se coordonnent et se succèdent les deux mouvements alternatifs d'ampliation et de resserrement dont cet organe est le siège. Mécanisme suivant lequel s'operent et se coordonnent les mouvements du cœur.

1° Le sang arrive en même temps aux deux oreillettes

par l'ensemble des forces de toute nature, ou le *vis a tergo* qui le pousse; d'un côté, dans les veines caves vers l'oreillette droite; et de l'autre, dans les veines pulmonaires vers l'oreillette gauche.

Simultanéité d'action des deux oreillettes et des deux ventricules

2° Les deux oreillettes se relâchent d'abord pour se remplir de sang, et se contractent ensuite pour se vider de celui qu'elles contiennent, simultanément; il en est absolument de même des deux ventricules qui reçoivent le sang, et le chassent en même temps.

Hétérochronisme entre l'action des oreillettes et celle des ventricules. Nécessité.

3° Le relâchement, l'ampliation, ou la diastole des oreillettes coïncide avec la contraction, le resserrement ou la systole des ventricules, et conséquemment aussi avec l'injection du sang dans les deux arbres artériels, aortique et pulmonaire en même temps; et, *vice versâ*, la diastole des ventricules coïncide avec la systole des oreillettes, et par conséquent aussi avec le resserrement ou le retour des artères sur elles-mêmes. Il y a donc, comme on le voit *hétérochronisme* alternatif et incessant, entre l'action identique de la partie veineuse et de la partie artérieuse du cœur; on comprend très bien du reste que, s'il en eût été autrement, les oreillettes n'auraient pu, en se resserrant, se vider dans les ventricules.

Ampliation des cavités du cœur dans tous les sens. Le cœur se raccourcit en se contractant. Nécessité.

4° L'ampliation des oreillettes et des ventricules s'effectue dans tous les sens à la fois; il en est absolument de même du resserrement ou de la constriction de ces deux ordres de cavités. Le cœur, en se contractant, se raccourcit donc au lieu de s'allonger. Sans ce raccourcissement, qui est surtout très sensible dans les ventricules, en raison de la prédominance de leur diamètre vertical, on comprend très bien que les valvules auriculo-ventriculaires n'auraient pu se soulever vers les ouvertures qu'elles sont appelées à fermer lors de la contraction des ventricules.

5° La systole des oreillettes s'effectue en sens inverse de celle des ventricules; ainsi, les oreillettes se resserrent spécialement de haut en bas pour se vider dans les ventricules, tandis que ceux-ci se contractent de bas en haut pour chasser le sang dans les artères. Les zônes fibreuses intermédiaires à ces deux ordres de cavités servant, comme on le sait, de point d'attache et d'appui aux fibres contractiles qui composent les parois de chacune d'elles.

Sens suivant lequel se resserrent les oreillettes et les ventricules.

6° Les deux mouvements alternatifs de diastole et de systole du cœur sont brusques et très énergiques.

Caractères des deux mouvements du cœur.

7° Pendant leur mouvement de systole, les oreillettes et les ventricules ne se vident jamais complètement de tout le sang que la diastole y a fait affluer.

Les cavités du cœur ne se vident point complètement pendant leur systole.

8° La systole des oreillettes s'accompagne toujours du reflux, dans les veines voisines du cœur, d'une certaine quantité de sang qui y produit un mouvement ondulatoire rétrograde auquel on a donné le nom de *pouls veineux*. La contraction des anneaux musculeux qui entourent les veines à leur embouchure, en déterminant le rétrécissement de ces vaisseaux, doit nécessairement avoir pour double effet, de hâter l'entrée du sang dans les oreillettes, et de diminuer d'autant son reflux que borne encore, et d'une manière non moins efficace, la résistance opposée par la colonne sanguine qui afflue continuellement par les veines.

Reflux du sang des oreillettes dans les veines.

Pouls veineux.

9° La systole des ventricules s'accompagne toujours aussi du reflux d'une certaine quantité de sang dans les oreillettes, attendu que les valvules auriculo-ventriculaires ne suffisent pas, bien que soulevées à ce moment, pour fermer hermétiquement les ouvertures autour desquelles elles sont placées : et en supposant même qu'il en fût tout autrement, touchant l'action de ces valvules,

Reflux du sang des ventricules dans les oreillettes.

ainsi que tendraient à le prouver certaines expériences, peu concluantes du reste, qu'on ne pourrait pas se refuser d'admettre que ces espèces de soupapes doivent nécessairement entraîner avec elles en se relevant, la majeure partie du sang qui, pendant la diastole des ventricules, correspondait à leur face auriculaire.

Usages des colonnes de la seconde et de la troisième espèce.

10° Depuis Boerhaave, les physiologistes admettent généralement, mais sans preuves, que la plupart des colonnes charnues de l'intérieur des oreillettes et des ventricules, indépendamment de leurs usages incontestables dans le resserrement de ces deux ordres de cavités, doivent encore avoir une très grande part dans la crase ou le mélange des divers éléments du sang.

Percussion du thorax par le cœur.

11° C'est pendant la diastole des oreillettes, et conséquemment aussi, pendant la systole des ventricules et la dilatation des artères, que le cœur vient percuter le côté gauche du thorax, au niveau de la cinquième et de la sixième côte sternale.

Usages des piliers du cœur.

12° Les colonnes charnues de la première espèce, ou les piliers du cœur, n'étant en réalité que l'extrémité libre d'un certain nombre de fibres musculaires qui sont attachées aux zônes fibreuses de la base des ventricules par leur extrémité opposée, doivent nécessairement avoir pour effet, d'abaisser les valvules auriculo-ventriculaires en exerçant une traction sur leurs tendons auxquels ces piliers servent d'insertion.

Jeu des valvules auriculo-ventriculaires.

13° Quant au jeu des valvules auriculo-ventriculaires et artérielles, les premières ont bien évidemment pour effet, en se relevant, de fermer l'ouverture qui fait communiquer chacun des ventricules dans l'oreillette correspondante, pour empêcher le sang de revenir en sens inverse de son trajet primitif; les tendons, par lesquels ces valvules tiennent aux parois internes des ventricules, bornent leur mouvement et les empêchent de se rabattre sur les parois de l'oreillette.

Soulèvement et abaissement

Leur soulèvement est opéré de deux manières : 1° mécaniquement, par la colonne sanguine, que les ventricules chassent de bas en haut en se contractant, et par l'aspiration qu'exercent sur ces soupapes, comme sur le sang des veines, les deux oreillettes, au moment où elles se relâchent pour se remplir; 2° activement, par la zône de fibres charnues verticales et parallèles que ces valvules présentent dans leur structure, et qui, placées entre le revêtement séreux de leur face auriculaire, et la surface correspondante de la lame fibreuse qui en forme la charpente, doivent très certainement avoir pour effet, en se contractant, de soulever ces soupapes, en agissant sur elles, par un levier inter-puissant ou rapide. Quant à l'abaissement de ces valvules, il résulte tout à la fois : et de la traction qu'exercent, sur leurs tendons, les piliers du cœur, au moment où ils reprennent leur longueur de repos; et de l'aspiration qu'exercent sur ces valvules, comme sur le sang des oreillettes, les ventricules, au moment où ils se relâchent.

Jeu des valvules sigmoïdes. Soulèvement, abaissement.

14° Les valvules sigmoïdes ont bien évidemment pour double effet : de permettre, d'abord, par leur soulèvement, le passage du sang de l'intérieur des ventricules dans les arbres artériels, et d'empêcher, ensuite, par leur abaissement, le reflux du sang des artères dans les ventricules. Leur soulèvement est produit par la colonne sanguine que chassent les ventricules en se contractant; et, leur abaissement est du, tout à la fois : 1° à la pression qu'exerce, à leur face supérieure, la colonne sanguine qui tend à rentrer dans les ventricules; 2° au resserrement des artères qui succède à leur dilatation; 3° enfin, à l'aspiration très énergique qu'exercent sur elles les ventricules au moment de leur relâchement. Les fibres charnues arciformes et concentriques, qui entrent dans leur composition, ont peut-être pour usage d'affermir ces valvules lorsqu'elles sont abaissées.

Cause explicative de l'hétérochronisme dans l'action des oreillettes et des ventricules.

15° L'absence complète de continuité, entre les fibres contractiles des oreillettes et celles des ventricules, rend assez bien raison de l'espèce d'indépendance dans laquelle se trouvent ces deux parties du cœur, dont les mouvements semblables sont, comme on le sait, hétérochrones.

Cause explicative de la simultanéité d'action des oreillettes.

16° La simultanéité et la coordination dans l'action des deux oreillettes, et la tendance bien marquée qu'ont ces deux poches musculeuses à aller l'une vers l'autre, en se resserrant, reconnaissent évidemment pour cause, la contraction des deux faisceaux de fibres unitives qui, formant autour des deux oreillettes une espèce de ceinture active, doivent nécessairement solliciter leur commune action.

Cause explicative de la simultanéité d'action des ventricules.

17° La simultanéité d'action des deux ventricules doit paraître une conséquence bien plus rigoureuse encore du mode de liaison anatomique que les fibres unitives établissent entre eux, puisque, comme nous l'avons vu, le ventricule gauche se trouve tapissé en dehors et en dedans par des fibres unitives superficielles et unitives profondes qui proviennent des zônes ventriculaire droite et artérielle-pulmonaire; tandis que le ventricule droit, à son tour, se trouve tapissé : en dehors, par des fibres unitives superficielles qui naissent de la zône ventriculaire gauche; et du côté de sa paroi la plus concentrique, par le plan tout entier des fibres unitives profondes.

Rapport de l'épaisseur du cœur avec la résistance à vaincre.

18° Dans le cœur, l'épaisseur de la couche musculaire est partout en rapport avec la longueur du trajet que le sang doit parcourir; ainsi les oreillettes, qui chassent ce fluide, seulement dans les ventricules, n'ont que des parois très minces; tandis que les ventricules, qui le poussent très loin par les artères, ont des parois incomparablement plus épaisses que celles des oreillettes; la portée si différente des deux ventricules explique très bien l'inégalité qui existe entre les parois de l'un et de l'autre.

Force statique du cœur. Instrument propre à l'evaluer.

Force statique du cœur. La force statique ou l'intensité avec laquelle le cœur pousse le sang dans les artères, n'a été, que je sache, évaluée d'une manière rigoureuse que dans ces derniers temps par M. Poiseuille, à l'aide d'un instrument qu'il a imaginé à cet effet, et auquel il a donné le nom d'*hémodynamomètre.*

Description de l'hémodynamometre.

Au moyen de cet instrument très simple et très ingénieux, consistant en un tube recourbé dont la branche verticale, graduée sur une échelle métrique à laquelle elle se trouve fixée, est remplie en partie de mercure, et dont une branche, mi-partie verticale et mi-partie horizontale, destinée à s'appliquer aux artères, est remplie par un solutum de sous-carbonate de soude qui a pour objet d'empêcher le sang de se coaguler dans l'appareil pendant tout le temps que dure l'expérience, M. Poiseuille est arrivé à démontrer : *qu'une molécule de sang se meut avec la même force dans tout le trajet du système artériel aortique*; ainsi, que l'instrument soit adapté sur un cheval, successivement ou en même temps, à la carotide primitive vers le milieu du cou et à une des artères latérales de la région digitée d'un des pieds postérieurs, le résultat est exactement le même; c'est à dire que la pression exercée par le sang qui se meut dans ces deux artères, si différentes l'une de l'autre, par leur calibre et leur distance du cœur, fait invariablement mon-

Expériences.

ter le mercure à la même hauteur dans la branche verticale de l'instrument à laquelle répond, comme nous l'avons dit, l'échelle métrique qui sert à déterminer mathématiquement le niveau précis de cette ascension.

Ce résultat est bien surprenant sans doute, mais ce qui surprend encore davantage, c'est que l'on obtient encore un résultat absolument semblable, c'est à dire une ascension exactement identique du mercure, si l'on vient à adapter l'hémodynamomètre sur la carotide d'un cheval du poids de 400 kilog., par exemple, et sur celle d'un chien du poids de 10 kilog. seulement; les forces totales qui meuvent le sang dans chacune des artères de ces deux animaux sont donc, malgré la différence énorme de poids qu'ils présentent, parfaitement égales.

Maintenant, ajoute M. Poiseuille; *puisque une molécule de sang prise en un point quelconque du système artériel aortique du cheval, du chien (ou de tous autres animaux), est mue avec une force capable de faire équilibre à une colonne de mercure d'une hauteur connue*, pour obtenir la force qui correspond à une artère d'un calibre donné, il n'y a qu'à prendre son diamètre; et le poids d'un cylindre de mercure dont la base serait le cercle donné par ce diamètre, et la hauteur, celle de la colonne de mercure obtenue dans l'hémodynamomètre, sera la force statique totale avec laquelle le sang se meut dans cette artère.

Théorème. M. Poiseuille établit ensuite cette proposition générale; à savoir : *que la force totale statique qui meut le sang dans une artère est exactement en raison directe de l'axe que présente le cercle de cette artère, ou en raison directe du carré de son diamètre, quel que soit le lieu qu'elle occupe.*

Application au cheval. Ainsi, en appliquant ces principes au cheval, M. Poiseuille a trouvé que la force avec laquelle un cœur du poids de 5 livres 6 onces, lance le sang dans l'aorte, est égale à 5,24636, ou 10 liv. 10 onces 7 gros 61 grains, représentés dans l'hémodynamomètre par une pression de 154,33 millimètres de mercure.

TABLEAU indicatif de la force statique du cœur aortique dans le cheval et le chien.

(Extrait de la Thèse de M. Poiseuille.)

NOM DES ANIMAUX.	POIDS DES ANIMAUX.	POIDS DU CŒUR.			PRESSIONS OBTENUES.
	liv.	liv.	onc.	gros.	millim.
1. Cheval.	»	4	6	»	147,00
2. Cheval.	»	5	»	»	157,25
3. Cheval.	»	5	6	»	154,33
4. Jument.	»	3	6	»	182,05
5. Jument	»	6	12	»	146,68
6. Chien	»	»	6	5	148,88
7. Chien	»	»	3	7	147,36
8 Chien	»	»	3	7	141,45
9. Chien	34	»	4	6	157,39
10. Chien	42	»	4	1	145,75
11. Chien	28	»	3	6	166,60
12. Chien	86	»	7	2	179,04
13. Chien	19	»	2	6	141,40
14. Chien	41	»	6	6	171,14

Battements du cœur. Dans les diverses espèces d'animaux domestiques, de même que dans l'homme, les bat- Battements du cœur. Pouls.

tements de cœur et, comme conséquence, les pulsations des artères, sont d'autant plus fréquents que le sujet est plus jeune.

Moyenne en nombre des battements du cœur et des pulsations arterielles dans les animaux domestiques.

Le tableau ci-joint est destiné à faire connaître la moyenne en nombre des battements que le cœur exécute, en un temps donné et aux trois principales époques de la vie, dans les diverses espèces d'animaux domestiques.

GENRE ET ESPÈCE D'ANIMAL.	NOMBRE DES PULSATIONS PAR MINUTE		
	DANS LE TRES JEUNE AGE.	DANS L'AGE ADULTE	DANS LA VIEILLESSE.
Cheval.	de 60 à 70	de 36 à 40	de 32 à 38
Ane et mulet.	» »	de 45 à 50	» »
Bœuf.	de 50 à 55	de 38 à 42	de 28 à 32
Mouton et chevre. . .	de 85 à 95	de 65 à 80	de 58 à 66
Porc.	de 100 a 118	de 70 à 80	de 42 à 50
Chien	de 110 à 125	de 90 à 100	de 70 à 75
Chat.	» »	de 120 à 140	» »

Circonstances qui modifient les battements du cœur.

Indépendamment de l'âge, une foule d'autres circonstances, telles que : le sexe, la taille, les dispositions individuelles, l'exercice, le repos, la veille, le sommeil, les émotions et les agitations de toute espèce, la plénitude dans les femelles, les chaleurs ou le rut dans les deux sexes et les affections de toute nature, apportent des modifications très notables non seulement dans le nombre, mais encore dans la force et la régularité des battements du cœur.

Différences. Dans le bœuf.

Différences. — Bœuf. — Le cœur est moins volumineux et moins dense que celui du cheval. Le cône ventriculaire présente trois sillons vasculaires, deux latéraux et un postérieur. La cavité du ventricule droit est traversée d'une paroi à l'autre par une vaste colonne charnue de la seconde espèce, dirigée obliquement de haut en bas et d'arrière en avant. Ce même ventricule ne porte sur chacune de ses deux parois qu'une seule colonne de la première espèce pour l'attache des cordages tendineux de la valvule triglochine.

Deux grosses colonnes de la première espèce, occupant les côtés de la paroi postérieure du ventricule gauche, donnent attache aux tendons des deux festons de la valvule mitrale.

La zône aortique porte deux petits os qui ont été connus des plus anciens anatomistes et décrits par eux sous le nom générique d'*os du cœur*[1]. Os du cœur, nombre, situation.

Le plus grand de ces os occupe le côté droit de l'orifice aortique, et le plus petit est situé au côté gauche du même orifice artériel.

Aplatis tous les deux d'un côté à l'autre, triangulaires, courbés en arc suivant leurs faces, inclinés de bas en haut vers la ligne médiane, tapissés en dedans par la membrane interne de l'arbre artériel aortique, et recouverts en dehors par des fibres propres de l'oreillette gauche auxquelles ils servent de points d'insertion, ces deux petits os adhèrent de la manière la plus intime : *en haut*, à la membrane moyenne de l'aorte ; *en bas*, au feston antérieur de la valvule mitrale auquel ils servent d'attache, et à la zône fibreuse auriculo-ventriculaire gauche avec laquelle ils semblent s'identifier tous les deux. Forme, rapports.

L'os de droite donne en outre attache à des fibres propres du ventricule gauche, et l'os de gauche est quelquefois remplacé par un petit arc cartilagineux.

[1] Aristote lui-même en a fait mention.

Dans le mouton.

Mouton. — Le cône ventriculaire présente trois sillons qui affectent la même disposition que dans le bœuf. La cavité du ventricule droit est traversée près de sa base par une colonne de la seconde espèce qui ne ressemble, ni par son volume, ni par sa forme, à celle que présente le même ventricule dans le bœuf. La fosse ovale est très profonde, et le faisceau charnu semi-annulaire qui la circonscrit du côté de l'oreillette droite forme une espèce d'éperon très prononcé.

Dans le porc.

Porc. — Les sillons ventriculaires du cœur sont au nombre de deux seulement, comme dans le cheval.

Dans le chien et le chat.

Chien et Chat. — Le cœur est tout à la fois plus éloigné du sternum et plus incliné de haut en bas et d'avant en arrière que dans les autres espèces d'animaux domestiques ; l'obliquité du cœur est même telle dans le chat, que le sommet du cône ventriculaire regarde presque directement, comme chez l'homme, la face thoracique du diaphragme.

Dans les tétradactyles irréguliers, le cœur est encore remarquable par la multiplicité et par l'exiguïté de ses colonnes charnues ventriculaires et auriculaires.

Le cœur du chien est globuleux ou sphéroïdal ; le cône ventriculaire, dont le sommet est très mousse, ne présente que deux sillons verticaux, comme dans les solipèdes. Dans ce même animal, on rencontre assez souvent, au sommet de chacun des festons du bord supérieur de la zône aortique, un petit noyau cartilagineux ou osseux auquel les valvules sigmoïdes viennent aboutir deux à deux par leurs extrémités.

Le cœur du chat est ovoïde, et le cône ventriculaire porte assez souvent trois sillons qui affectent à peu près la même disposition que dans les animaux didactyles.

Tableau contenant l'évaluation approximative du poids absolu et du poids relatif du cœur considéré dans les différentes espèces d'animaux domestiques.

ESPÈCE D'ANIMAL.	POIDS ABSOLU DU CŒUR,		POIDS RELATIF DU CŒUR,	
	dans les animaux de petite taille.	dans les animaux de grande taille.	eu egard à la taille des animaux.	eu egard au poids total du corps.
	gram.	gram.		
Cheval.	1,200	4,000	:: 12 : 40	:: 1 : 160
Bœuf	1,200	2,500	:: 12 : 25	:: 1 220
Mouton	0,140	0,220	:: 12 : 28	:: 1 : 170
Porc.	0,350	0,500	:: 12 : 17	:: 1 : 230
Chien.	0,120	0,200	:: 12 : 20	:: 1 : 130
Chat	0,008	0,020	:: 12 : 30	:: 1 160

PÉRICARDE [1].

Le péricarde est un sac fibro-séreux qui enveloppe, isole et protège le cœur. Définition.

Situé à la partie moyenne de la poitrine, entre les deux lames du médiastin, et légèrement incliné de haut en bas, d'avant en arrière et de droite à gauche comme le cœur lui-même, le péricarde se présente sous la forme d'un cône tronqué et aplati d'un côté à l'autre. Situation, direction, forme.

[1] De περὶ autour, et de χαρδια cœur.

Régions. Surfaces, base, sommet.

Il offre à considérer : deux *surfaces*, l'une *externe*, l'autre *interne* ; une *base* tournée en haut comme celle du cœur [1], et un *sommet* tronqué qui regarde en bas. Sa capacité mesure assez exactement le volume du cœur dans sa plus grande dilatation possible, ainsi qu'il est facile de le constater sur le vivant, et mieux encore sur le cadavre en distendant mécaniquement les cavités de cet organe.

Surface externe. Rapports.

Par sa *surface externe* le péricarde répond : médiatement aux poumons qui le tiennent à distance des parois latérales du thorax, et directement aux deux plèvres médiastines auxquelles il tient par une couche cellulo-adipeuse que parcourt, d'avant en arrière, en haut et de chaque côté, le nerf diaphragmatique. La *surface interne* du péricarde est libre, luisante, polie, et sans cesse lubrifiée par de la sérosité, comme la surface interne de toutes les cavités séreuses.

Surface interne. Caractères.

Base.

Par sa *base*, le péricarde tient spécialement à la surface des deux troncs artériels qui ont leur point de départ aux ventricules du cœur et à celle de toutes les veines d'un gros calibre qui aboutissent directement à la partie auriculaire de cet organe.

Partie inférieure ou sommet.

Par sa *partie inférieure*, qui est allongée d'avant en arrière et disposée en forme de triangle isocèle dont la base regarde en arrière, le péricarde tient seulement à la face supérieure du sternum.

Structure.

Le péricarde est formé de deux feuillets membraneux superposés et très étroitement unis entre eux ; l'un *externe fibreux*, l'autre *interne séreux*. Quant au troisième feuillet grisâtre, et d'apparence musculaire, que certains anatomistes ont indiqué comme doublant extérieu-

[1] C'est l'inverse dans l'homme, comme du reste dans tous les animaux chez lesquels le péricarde ne s'attache qu'au diaphragme.

rement le feuillet fibreux du péricarde de l'homme, je n'ai jamais pu en constater l'existence dans les animaux domestiques, même dans le cas d'hydro-péricardite chronique, avec épaississement considérable du péricarde.

a. Le *feuillet fibreux*, constituant la partie essentiellement résistante et protectrice du péricarde, quoique assez mince, est formé de faisceaux très déliés de fibres blanches qui s'entrecroisent en tous sens; *en haut*, ce feuillet s'attache sur les gros vaisseaux artériels et veineux qui s'ouvrent dans le cœur, forme une gaîne particulière à chacun d'eux, et se prolonge au delà jusque sur la surface de la portion sous-dorsale du muscle long du cou où il disparaît; *en bas*, il s'insère sur le sternum, depuis la quatrième côte jusqu'à la base de l'appendice xiphoïde. Il est en rapport : d'un côté, avec les deux plèvres médiastines, auxquelles il ne tient que faiblement; de l'autre, avec le feuillet pariétal de la séreuse péricardiaque, auquel il adhère très intimement. Les nerfs cardiaques le traversent à sa partie supérieure.

Feuillet fibreux. Texture, attaches, rapports.

b. *Membrane séreuse péricardiaque*. Cette membrane formant, comme toutes les séreuses à la classe desquelles elle appartient, un sac clos de toutes parts, présente conséquemment à considérer : deux *faces*, l'une *adhérente*, l'autre *libre*; et deux *feuillets* continus entre eux, l'un *pariétal*, l'autre *viscéral*.

Membrane séreuse du péricarde. Faces, feuillets.

Par son *feuillet pariétal* ou *externe*, la séreuse du péricarde adhère intimement à la face supérieure du sternum et au feuillet fibreux dont elle tapisse toute la face interne.

Feuillet pariétal. Rapports.

Par son *feuillet viscéral*, *interne*, ou *épicardiaque*, qui commence au point où le feuillet fibreux se replie pour engainer les gros vaisseaux, la séreuse du péricarde revêt successivement et de haut en bas : l'aorte et l'artère pul-

Feuillet viscéral. Disposition et rapports.

monaire réunies, la face inférieure et tout le côté droit des deux veines caves et de l'azygos, les veines pulmonaires, puis les deux oreillettes; passant ensuite à la surface des vaisseaux coronaires et du tissu adipeux qui les environne, cette membrane enveloppe en dernier lieu les deux ventricules auxquels elle forme une espèce de sac commun.

Le péricarde ne contient aucun fluide pendant la vie.

Pendant la vie, la cavité du péricarde ne contient aucun fluide ni gazeux ni liquide en quantité appréciable; la sérosité limpide et jaunâtre qu'on y rencontre toujours accumulée, en plus ou moins grande quantité, après la mort, quel qu'en ait été le genre, me paraît donc devoir être considérée comme un phénomène purement cadavérique et analogue sous tous les rapports aux épanchements de la même nature qui se font remarquer, *post mortem*, dans toutes les autres membranes séreuses [1].

Artères.

Artères. — Nombreuses et très déliées, elles proviennent des artères bronchiques, médiastines antérieures, thymiques, thoraciques internes et coronaires.

Veines.

Veines. — Elles vont aboutir soit dans l'azygos, soit dans les veines satellites des artères précitées, ou bien encore dans les veines dorso-cervicales.

Lymphatiques.

Vaisseaux lymphatiques. — Ils traversent le péricarde à sa partie supérieure pour aller, avec ceux du cœur, gagner les ganglions cardiaques, bronchiques, ou médiastins antérieurs.

[1] Pour s'assurer que le péricarde ne contient aucun fluide gazeux, on peut l'ouvrir sous l'eau.

On peut aussi, en pénétrant, comme je l'ai fait plusieurs fois sur le vivant, dans le péricarde par sa partie la plus déclive, au moyen d'une ouverture pratiquée au sternum avec un trepan perforatif, constater qu'il ne s'écoule aucun liquide de ce sac.

Nerfs. — Ils sont excessivement ténus et émanent du plexus cardiaque formé par le pneumo-gastrique et le trisplanchnique. Nerfs.

Usages. Le péricarde forme au cœur une enveloppe protectrice ; il isole cet organe des autres viscères thoraciques, le maintient en place sans gêner en aucune façon ses mouvements, il favorise au contraire son action et son jeu par le poli de sa surface interne, et le tient à distance des parois latérales du thorax. Usages.

Différences.—**Didactyles.** Le péricarde est attaché par deux fortes brides fibreuses au sternum, en regard de la sixième côte ; quelquefois aussi il tient en même temps à la face antérieure du diaphragme, au moyen d'un nombre variable de faisceaux ligamenteux. Ce dernier mode d'attache se fait parfois aussi observer dans le cheval. Différences par rapport à l'espèce d'animal. Didactyles.

Porc. — Le péricarde est fixé : d'une part, au sternum directement, depuis la troisième côte jusqu'à la base de l'appendice xiphoïde ; et d'autre part, au diaphragme par l'intermédiaire d'une expansion fibreuse que recouvrent les deux feuillets du médiastin postérieur. Porc.

Tétradactyles irréguliers. — Le péricarde tient seulement à la face antérieure du diaphragme par une lame fibreuse très mince qui se trouve comprise entre les deux lames du médiastin postérieur comme dans le porc. Chien et chat.

DES ARTÈRES.

CONSIDÉRATIONS GÉNÉRALES.

Définition.

Définition.

On donne le nom générique d'*artères*[1] aux vaisseaux qui sont préposés au transport *centrifuge* du sang.

Deux systèmes : l'un pulmonaire ou à sang noir, l'autre aortique ou à sang rouge.

Il y a deux systèmes d'artères : l'un, qui naît du ventricule droit du cœur, et l'autre qui procède du ventricule gauche. Le premier a pour tronc commun d'origine l'*artère pulmonaire*, et porte le sang noir ou veineux du ventricule droit dans les poumons ; le second a pour tronc primitif l'*artère aorte*, et transporte le sang rouge ou artériel du ventricule gauche dans toutes les parties du corps.

Le système artériel pulmonaire ou à sang noir appartient à la petite circulation, et le système artériel aortique ou à sang rouge à la grande circulation.

Ils communiquent entre eux dans le fœtus.

Ces deux systèmes artériels, si parfaitement distincts et si complètement séparés l'un de l'autre dans l'âge adulte, communiquent très largement ensemble, et ne forment pour ainsi dire qu'un système unique pendant toute la durée de la vie fœtale ; et quoique très différents encore l'un de l'autre après la naissance, sous le triple rapport de

Analogies dans l'adulte.

leur origine, de leur trajet et de la nature du sang qui les parcourt, ils n'en présentent pas moins, aux divers points de vue de leur configuration générale, de leur structure

[1] Du grec αηρ air, et τηρειν garder ; conformément à l'idee erronee que s'étaient faite, sur les usages des artères, les anciens anatomistes, qui, trouvant ces vaisseaux habituellement vides de sang dans le cadavre, croyaient qu'ils contenaient de l'air pendant la vie.

et de leurs usages, en tant que moyens de transport du sang, la plus parfaite identité entre eux.

Forme d'ensemble.

La forme d'ensemble de chacun des deux systèmes artériels a été comparée à celle d'un arbre dont le tronc, appuyé sur l'un des ventricules du cœur, se divise successivement en branches, en rameaux, et en ramuscules de plus en plus déliés. L'ampliation graduellement croissante de leur capacité du centre à la circonférence, ou, en d'autres termes, du cœur vers les organes, les a également fait comparer chacun à un cône, dont le sommet tronqué répond au cœur, et la base à l'ensemble des divisions répandues dans les diverses parties où ils vont l'un et l'autre se distribuer et se terminer. Cette disposition en cône des deux arbres artériels rend très probable une inégalité de vitesse du sang à des distances différentes du cœur.

Forme d'ensemble des deux systemes arteriels comparée a un arbre et à un cône.

Forme des artères.

Les artères du système aortique ont, en général, une forme assez régulièrement cylindrique ; c'est à dire que chacun de ces vaisseaux, entre son origine et la première division de moyen calibre qu'il émet, conserve invariablement, ou à peu de chose près, le même diamètre dans toute sa longueur ; cette disposition est surtout très évidente dans les artères qui, comme la carotide interne et la spermatique, parcourent un long trajet sans fournir de divisions ; d'où il résulte que les divers embranchements du système artériel aortique représentent une succession non interrompue de canaux assez uniformément cylindriques, qui vont, en diminuant graduellement

Forme des artères aortiques.

de calibre, des troncs aux branches, de celles-ci aux rameaux, et de ceux-ci aux ramuscules les plus déliés. Il est cependant digne de remarque qu'une artère ne diminue pas toujours de calibre en proportion du nombre ou du diamètre des divisions qu'elle fournit; tel est le cas dans lequel se trouvent les carotides primitives, les iliaques externes, les artères honteuses internes, et même l'aorte postérieure dans la plus grande partie de sa longueur. Nous dirons aussi avec MM. Auzoux, Bourgery et Jacob, que les divisions de l'arbre artériel pulmonaire, loin de présenter une forme régulièrement cylindrique, sont au contraire légèrement conoïdes, dans les animaux comme dans l'homme, c'est à dire que dans ce système les artères vont en s'élargissant sensiblement depuis leur origine jusqu'au point où elles se divisent, de telle sorte qu'elles représentent dans leur ensemble une succession non interrompue de cônes très allongés, dont le sommet tronqué est tourné du côté du cœur.

Forme des artères fonctionnelles du poumon.

Conséquence de la forme cylindrique des artères aortiques.

On admet généralement que la forme cylindrique des artères aortiques, jointe à la laxité de la gaine celluleuse qui les entoure, a pour effet, en rendant ces vaisseaux très mobiles et très faciles à déplacer, de leur permettre d'échapper à une foule de lésions devant lesquelles ils peuvent en quelque sorte fuir.

Situation.

Situation des artères.

La position de tous les vaisseaux d'un fort calibre, mais surtout celle des artères, en raison sans doute de la haute importance, pour l'entretien de la vie, du fluide nourricier qu'elles charrient, est toujours intérieure ou profonde, de manière à ce que ces canaux vasculaires soient le plus possible abrités et protégés par des parties soit résistantes, soit volumineuses; ainsi, les gros troncs artériels occupent les cavités splanchniques et le dessous du rachis; tandis que, aux membres, la plupart des artères principales, ordinairement situées dans le sens de la flexion ou de l'adduction, parcourent les grands espaces celluleux inter-organiques, et s'y ramifient de manière à n'arriver aux surfaces que dans une extrême ténuité.

Direction.

Direction des arteres d'un fort calibre.

Les gros troncs artériels accompagnent généralement les grandes divisions du squelette; ainsi, au rachis correspondent les artères, aorte, carotides primitives, vertébrales et sous-sacrées; aux membres, les artères principales sont si rigoureusement satellites des os, qu'elles en ont la plupart emprunté leur nom; exemple : les artères humérales, radiales, métacarpiennes, fémorales, tibiales, etc.

Direction des artères d'un petit diamètre.

Quant aux autres artères d'un moindre calibre et qui naissent des précédentes sous différents angles, elles affectent des directions extrêmement variées et qui ne paraissent soumises à aucune loi déterminée.

Divisions et subdivisions.

Le nombre des divisions artérielles est limité.

Les divisions successives des artères, à partir de leur tronc commun, en branches, rameaux et ramuscules, jusques et y compris les capillaires les plus déliés, ne sont pas aussi multipliées qu'on pourrait le croire au premier abord : ainsi, d'après Haller, dont les évaluations relatives à cet objet sont généralement regardées comme les plus probables, le nombre des divisions et des subdivisions de chaque artère, à partir de l'aorte, ne s'élèverait pas au-delà de vingt, en y comprenant même les capillaires excessivement ténus que les anatomistes micrographes considèrent comme de simples canaux sans parois distinctes, et creusés en quelque façon accidentellement dans l'épaisseur de ce que les auteurs anciens désignaient sous le nom de parenchyme organique.

Principaux modes de division des artères.

Quoi qu'il en soit, le mode suivant lequel les artères se divisent est assez varié. Une des formes de division le plus régulière, et que l'on nomme *division dichotomique* ou par *bifurcation*, est celle d'une artère en deux branches d'un calibre à peu près égal et assez exactement proportionné à celui du vaisseau qui leur donne naissance.

1° Artères terminales.

On désigne communément sous le nom d'*artères terminales* celles qui naissent suivant ce mode, attendu qu'elles déterminent ordinairement la limite finale de l'artère qui les fournit; exemple, la double bifurcation de l'aorte abdominale en iliaques externes et internes, celle du tronc céphalique en carotides primitives, et aux membres celle de l'humérale en radiales, et celle de l'artère poplitée en tibiales; par opposition, on nomme *artères collatérales* toutes celles qui, étant d'un calibre inégal et généralement moins fort que celui des artères terminales, naissent de l'un des points de la circonférence d'une autre artère avec laquelle elles ne présentent très souvent aucune harmonie de proportion. C'est ainsi, qu'à côté des branches collatérales d'un gros calibre que l'aorte abdominale fournit aux viscères, naissent les petites artères surrénales ou capsulaires, adipeuses et spermatiques.

2° Artères collatérales.

Angles.

Modes d'ori-

Les angles sous lesquels les artères se divisent ou se

séparent les unes des autres sont le plus ordinairement *aigus*, quelquefois *droits*, et plus rarement *obtus*. gine des artères. Angles sous lesquels elles naissent.

a. *L'angle aigu*, le plus commun, appartient à la plupart des branches terminales, au plus grand nombre des rameaux et à quelques troncs seulement. Angle aigu.

b. *L'angle droit*, ou à peu près droit de quatre-vingts à cent degrés, encore assez commun, est celui sous lequel naissent aussi une foule de branches terminales et collatérales d'un très fort calibre : telles que les artères carotide interne, occipitale, rénales, cœliaque et mésentérique. Enfin, suivant les anatomistes micrographes, ce serait encore l'angle droit qui prédominerait dans la distribution des capillaires artériels. Angle droit.

c. *L'angle obtus*, que quelques anatomistes considèrent, mais bien gratuitement, comme défavorable au cours du sang, et sous lequel naissent la plupart des artères intercostales postérieures, est le mode d'origine le moins commun. Angle obtus.

Flexuosités.

Les artères, indépendamment des grandes courbures d'ensemble qu'elles décrivent, et dont quelques unes sont nécessitées soit par des changements de position, soit par les inflexions des conduits qu'elles parcourent, présentent encore un plus ou moins grand nombre de *flexuosités* qui sont généralement en harmonie avec certaines conditions des organes où elles se distribuent. Flexuosités artérielles.

1° *Par rapport aux artères ;* les flexuosités ont bien évidemment pour effet, en augmentant la longueur de ces vaisseaux dans un espace déterminé, soit de leur permettre de se prêter à l'allongement et aux mouvements des diverses régions qu'elles parcourent ou traversent, Utilité des flexuosités par rapport aux artères.

sans éprouver aucun tiraillement nuisible; ou bien encore d'augmenter l'étendue de la surface d'origine des branches collatérales; tel est très probablement, pour le premier cas, l'objet des flexuosités que décrivent l'artère carotide interne en dehors du crâne, et le tronc brachial dans sa portion axillaire; et pour le second, le but des flexuosités que présentent les artères maxillaire interne et ophthalmique.

Utilité des flexuosités artérielles par rapport aux organes.

2° *Par rapport aux organes;* les flexuosités des artères sont généralement très multipliées dans toutes les parties qui sont sujettes à de fréquentes alternatives d'ampliation et de resserrement, telles que les lèvres, la langue, l'estomac, le cœur, l'utérus, la vulve. Enfin, un grand nombre de physiologistes admettent encore, mais sans preuves et contrairement aux résultats si concluants des expériences faites par M. Poiseuille sur le cours du sang dans les artères aortiques, que les flexuosités artérielles ont aussi pour effet, en raison du redressement qu'elles éprouvent à chaque mouvement de systole du cœur, d'atténuer la *force d'impulsion* du sang dans des parties d'une texture molle et délicate, le cerveau par exemple, et que tel serait le but des nombreuses flexuosités que décrivent dans le crâne les artères carotides internes.

Opinion erronée sur les effets des flexuosités artérielles.

Explication de l'action que les flexuosités artérielles exercent sur le cours du sang.

Il est cependant bien constant que les courbures des artères, loin de s'effacer ou même de diminuer sous l'influence de la contraction du cœur, ne font au contraire qu'augmenter, et que l'injection pleine dans le cadavre produit exactement le même effet. Or, pour concilier ces données contradictoires, et pour expliquer, non plus l'*atténuation de la force d'impulsion* du sang dans la masse nerveuse encéphalique, mais bien un *ralentissement dans la vitesse* du cours de ce fluide, ne pourrait-on pas plutôt admettre que ce phénomène est la conséquence nécessaire 1° de la *multiplicité* des divisions que fournit chacune des artères carotides internes au moment où elle atteint la base du cerveau après avoir traversé le sinus caverneux et la méninge; 2° de la *capillarisation* (qu'on nous passe le mot) presque immédiate, et dans un très petit espace de toutes ces divisions, puisque, comme on le sait, c'est presque à l'état capillaire qu'elles pénètrent la substance cérébrale; 3° enfin, de *l'ampliation de capacité* en quelque sorte subite, qui doit nécessairement résulter des deux premières dispositions, dans l'appareil vasculaire destiné à l'encéphale, ampliation qui est considérée, et avec raison, comme une des causes essentielles du ralentissement dans le cours du sang artériel.

Symétrie et asymetrie,

Les artères sont généralement symétriques, quant au nombre et au mode de distribution dans les organes pairs, et asymétriques au contraire, sous les mêmes rapports et sous plusieurs autres encore, dans les organes impairs, si l'on en excepte toutefois celles de ces artères qui offrent le plus gros calibre. L'irrégularité dans les artères, comme du reste dans tous les autres vaisseaux, augmente avec leur exiguité. Outre le manque de symétrie, les artères présentent encore de nombreuses anomalies, qui portent tantôt sur leur origine seulement, tantôt sur leur trajet et leur mode de distribution, et très rarement sur leur terminaison.

Symetrie, asymetrie et anomalies des arteres.

Anastomoses.

Dans le cours de leur trajet, et à mesure qu'elles se ramifient ou s'éloignent de leur origine, les artères du système aortique[1] communiquent entre elles de cavité à

Anastomoses des arteres Definition

[1] Les divisions et les subdivisions de l'artère pulmonaire n'ont

cavité, soit directement, soit, et le plus souvent encore, par l'intermédiaire de branches d'une longueur et d'un calibre variés. Ces communications qui permettent au sang de passer d'un vaisseau dans l'autre, portent le nom

Cinq variétés principales.

générique d'*anastomoses* [1]; il en existe *cinq variétés* principales auxquelles on peut rapporter les différents modes d'abouchement des artères, savoir :

1° Anastomose par arcade.

1° L'*anastomose par arcade*, dans laquelle deux artères, venant à la rencontre l'une de l'autre, s'abouchent et se confondent par leur extrémité en décrivant une courbe plus ou moins étendue, de la convexité de laquelle naissent ordinairement de nombreux rameaux.

Utilité.

Cette première variété d'anastomose, très commune entre les branches intestinales des artères mésentériques, semble avoir spécialement pour objet de distribuer, sur une plus grande surface, des artères qui ont une origine très rapprochée ou même commune, et d'étendre ainsi le champ de la circulation d'un centre à une circonférence.

2° Anastomose par inosculation.

2° L'*anastomose par inosculation*, dans laquelle deux artères viennent, en ligne directe et de points diamétralement opposés, s'aboucher l'une dans l'autre par leur extrémité.

Utilité

Au moyen de cette seconde variété d'anastomose dont on trouve des exemples; au tronc, entre les artères abdominales antérieure et postérieure; et aux membres antérieurs, entre l'artère collatérale interne du coude et la branche récurrente de l'artère radiale postérieure, il s'établit, comme on le voit, des communications vas-

point de communications entre elles avant d'être devenues d'une petitesse excessive.

[1] De ανα par, et de στομα bouche.

culaires artérielles aux extrémités de longues sections du corps.

3° *L'anastomose par branche transversale*, dans laquelle deux artères, marchant parallèlement et à une petite distance l'une de l'autre, communiquent ensemble au moyen d'une ou de plusieurs branches droites ou flexueuses qui sont le plus ordinairement perpendiculaires à la direction des vaisseaux qui les fournissent. 3° Anastomose par branche transversale.

Cette troisième variété d'anastomose est très commune entre les artères qui occupent les côtés de la ligne médiane du corps, et on en trouve de nombreux exemples : dans le crâne, entre les deux artères carotides internes ; au cou, entre les carotides primitives par l'intermédiaire des artères trachéales et œsophagiennes ; dans l'abdomen, entre les deux grandes artères de la portion repliée du colon ; dans le bassin, entre les artères sous-sacrées droite et gauche ; et aux membres, entre les artères latérales de la région digitée par leurs rameaux circonflexes antérieurs et postérieurs.

4° *L'anastomose par convergence*, formée par la réunion à angle aigu de deux artères qui marchant vers le même point, s'abouchent et se confondent ensemble pour ne plus former qu'un seul et même tronc qui suit la direction moyenne ou diagonale des deux. Tel est le mode de réunion et d'abouchement qu'affectent, dans le canal vertébral, les branches spinales des artères occipitales pour former, d'un côté, le tronc basilaire, et de l'autre la grande artère médiane de la moelle épinière ; les cérébrales antérieures pour constituer l'artère mésolobaire[1] ; et à la face, les deux artères palato-labiales 4° Anastomose par convergence.

[1] Dans l'homme, c'est par une branche transverse, nommée *communicante antérieure*, et non par convergence, que les cérébrales anterieures s'anastomosent entre elles.

pour former un tronc impair qui traverse le conduit incisif.

5° Anastomose composée ou en reseau.

5° Enfin l'*anastomose composée*, résultant de la réunion, dans un espace ordinairement très circonscrit, d'un plus ou moins grand nombre d'anastomoses représentant dans leur ensemble des cercles et des polygônes irréguliers ou des espèces de réseaux qui affectent différentes formes; tel est à la base du cerveau le polyèdre de Willis ou de Ridley, formé par les nombreuses anastomoses des carotides internes ; telles sont encore : les anastomoses cycloïdes comprises dans l'épaisseur des sphincters, de l'ouverture antérieure de la bouche, des paupières, de la vulve, de l'anus, du col de l'utérus, et celles non moins remarquables de la tête du pénis, de l'iris, et de la plupart des organes creux.

Calibre proportionnel du vaisseau qui resulte d'une anastomose.

En général, et quel que soit d'ailleurs le mode suivant lequel s'effectuent les communications vasculaires, le vaisseau qui résulte d'une anastomose est toujours d'un calibre plus fort que celui de chacun des deux qui ont concouru à le former, et d'une capacité moindre que la somme de ces deux vaisseaux.

La multiplicite des anastomoses est proportionnee à la tenuite des vaisseaux.

La multiplicité des anastomoses est proportionnelle à l'exiguité des vaisseaux, et conséquemment aussi à l'éloignement des origines.

Rôle des anastomoses.

Dans quelques points de l'économie les anastomoses font communiquer entre eux des vaisseaux dont l'origine est très rapprochée ou même commune, telles sont : les anastomoses entre le tronc cœliaque et la mésentérique antérieure, et celles des branches intestinales entre elles ; tandis que dans certains autres points, elles font, au contraire, communiquer ensemble des vaisseaux dont l'origine est très éloignée, exemple : l'anastomose des artères pré-pubienne et thoracique interne dans l'épaisseur des parois inférieures de l'abdomen.

Nombre proportionnel des anastomoses.

Les anastomoses sont généralement aussi très multipliées autour des grandes articulations et dans tous les organes qui remplissent des fonctions d'un ordre supérieur : les centres nerveux, le cœur, les poumons, l'estomac et le tube intestinal, par exemple ; comme aussi, dans tous ceux dont les fonctions sont sous la dépendance immédiate de la circulation.

Usages des anastomoses

Les anastomoses ont en résumé pour but : de favoriser et de régulariser la circulation ou la distribution des fluides nourriciers dans toutes les parties du corps, et de permettre aux vaisseaux de pouvoir se suppléer mutuellement, quelle que soit la distance qui les sépare les uns des autres.

Mode de distribution.

Mode de distribution des artères.

Le mode suivant lequel le sang est apporté aux organes n'est pas le même pour tous : quelques uns, comme les reins, la rate et les testicules, ne reçoivent ordinairement ce fluide que d'un seul tronc ; tandis que la plupart des autres, tels que : l'encéphale, la moelle épinière, l'estomac, l'intestin, les parties génitales, et la majeure partie des muscles, reçoivent le sang qui les pénètre de plusieurs artères provenant de la même source ou de sources différentes. Quoi qu'il en soit, la distribution finale des artères est absolument la même dans l'un et l'autre cas. Ainsi, toujours on voit ces vaisseaux se diviser et se subdiviser à la surface et dans les interstices celluleux des organes de manière à n'arriver qu'à l'état capillaire autour de leurs particules essentiellement constituantes.

Distribution finale.

Il est rare que dans leur trajet les artères ne fournissent pas de divisions.

Bien qu'en général les artères naissent à peu de distance des organes dans lesquels elles vont se terminer, elles n'en fournissent pas moins, la plupart, des divisions en nombre variable aux diverses parties qui se trouvent placées sur leur trajet, et surtout à celles avec lesquelles elles ont des rapports directs ou immédiats. Les artères spermatique et carotide interne, qui parcourent un assez long trajet sans fournir de divisions, sont peut-être les seules qui fassent exception à ces dispositions communes.

Vascularité proportionnelle des organes.

A volume égal tous les organes ne reçoivent pas la même somme d'artères.

La somme des artères à sang rouge résultant tout à la fois de leur nombre et de leur calibre, et, comme conséquence rigoureuse, la quantité du sang que charrient ces vaisseaux, sont proportionnées dans les divers organes à l'importance, à l'activité et à l'incessance des fonctions spéciales qu'ils sont appelés à remplir dans l'organisme; or, voici dans quel ordre peuvent être rangés les organes, eu égard à la somme totale des artères qu'ils reçoivent. En première ligne se placent : les membranes tégumentaires, les glandes et la substance grise des centres nerveux ; viennent ensuite les muscles, les reins, le tissu adipeux et le périoste; puis les membranes séreuses, les tendons et les cartilages, qui ne contiennent que fort peu de vaisseaux artériels; et enfin l'épiderme, les ongles, les poils, l'ivoire et l'émail des dents qui paraissent en être tout à fait dépourvus.

Terminaison des artères.

Terminaison des artères. Leur continuité aux veines.

Les artères se terminent dans l'intimité des organes par des ramuscules excessivement ténus qui, ainsi que le démontrent les injections et mieux encore les observations microscopiques, font continuité aux radicules d'origine des veines, en composant avec elles des réseaux dont la forme très variée est toujours identique dans les mêmes parties : ainsi, les réseaux capillaires artério-veineux représentent : des arborisations dans l'intestin; des houppes à la langue; des espèces de pinceaux dans la rate; des étoiles dans le foie; des franges dans la pie-mère; des boucles dans le testicule; des treillages dans l'iris, la pituitaire et le tissu sous-onguéal.

Formes principales des réseaux artério-veineux.

Quant à la continuation immédiate de certains capillaires artériels avec les radicules d'origine des vaisseaux lymphatiques admise par quelques anatomistes, plutôt d'après des considérations physiologiques que d'après l'observation anatomique, elle est généralement regardée aujourd'hui comme très douteuse, attendu d'abord que les observations microscopiques faites sur le vivant n'apprennent rien de positif touchant cette prétendue communication, et que le passage facile, dans les lymphatiques, de matières injectées par les artères, invoqué par les partisans de cette continuation, peut tout aussi bien dépendre d'une transsudation de la matière dans le tissu cellulaire interstitiel et de son passage ultérieur dans les vaisseaux lymphatiques qui naissent, comme on le sait, en si grande quantité de cet élément organique.

Les artères se continuent elles aux lymphatiques ?

Rapports ou connexions.

Dans leur trajet, les artères aortiques sont entourées d'une couche plus ou moins épaisse de tissu cellulaire qui, tout en favorisant leur allongement, leur dilatation et leur déplacement, sert encore à les mettre à l'abri des compressions trop directes, à maintenir leurs flexuo-

Rapports des artères. Gaîne celluleuse.

sités. et à établir leurs nombreux rapports avec les parties de nature diverse qui les environnent, les supportent, les abritent et les aident quelquefois même dans leurs fonctions.

Ainsi, par l'intermédiaire de cette espèce de gaine tantôt lâche et tantôt serrée, les artères à sang rouge ont des connexions plus ou moins directes -

1° Avec les os;

1° *Avec les os*; sur lesquels on voit très fréquemment les artères s'appuyer directement et même y imprimer la trace de leur passage, par des sillons plus ou moins profonds; exemple, les artères sous-sacrée, fémorale, intercostales, iliaco-musculaire, métatarsienne superficielle, palato-labiale.

2° Avec les articulations;

2° *Avec les articulations;* les artères principales occupent toujours le sens de la flexion, comme étant celui où elles sont le plus abritées, et le moins exposées à éprouver des tiraillements nuisibles;

3° Avec les muscles;

3° *Avec les muscles* qui les protègent par leur volume et leur mollesse, et au milieu desquels il existe toujours pour les artères principales, de grands espaces celluleux où elles trouvent un abri contre les violences extérieures et contre les compressions trop directes ou trop fortes des organes contractiles qui les environnent.

Muscles satellites.

Quelques artères sont même recouvertes et protégées dans une partie de leur trajet, par un muscle qui semble leur être spécialement destiné et qu'on a proposé de nommer leur *satellite;* ainsi le long adducteur de la jambe serait le satellite des artères iliaque externe et fémorale, l'omoplat-hyoïdien celui de la carotide primitive, et le fléchisseur interne du métacarpe celui de l'artère radiale postérieure.

4° Avec la peau;

4° *Avec la peau;* les rapports des artères d'un calibre un peu fort ne s'établissent que par l'intermédiaire d'un fascia aponévrotique, qui les abrite et les rend jusqu'à un certain point indépendantes de la portion du tégument qui les recouvre, et au dessous duquel on les voit faire saillie dans les animaux à peau fine et d'une constitution énergique.

5° Avec les veines ; 5° *Avec les veines*; les artères ont des rapports tels qu'il est extrêmement rare d'en rencontrer une qui ne soit pas accolée au moins à un vaisseau veineux lui correspondant directement, souvent contenu dans la même gaine et toujours placé de manière à l'abriter le plus possible; les artères carotide interne, palato-labiale, maxillaire interne et ophthalmique, n'ayant point de veines directement satellites, sont conséquemment du nombre de celles qui font exception à la règle générale. Lorsqu'il existe deux veines satellites pour une artère, celle-ci est toujours intermédiaire à celles-là.

6° Avec les nerfs ; 6° *Avec les nerfs*, les artères ont tout à la fois des rapports si nombreux et si directs, qu'un grand nombre d'anatomistes n'ont pas craint d'avancer qu'à leur terminaison les nerfs se combinaient avec les parois de ces vaisseaux; quoi qu'il en soit, ce qui est constant, c'est que la majeure partie des artères sont accompagnées par des cordons nerveux, et qu'il en existe même un très grand nombre, celles des viscères par exemple, qui sont enveloppées par une si grande quantité de nerfs auxquels elles servent de support, que plusieurs anatomistes les considèrent comme formant une tunique accessoire à ces vaisseaux.

7° Avec des gaines et des arcades fibreuses. 7° Les artères ont aussi de nombreuses et importantes connexions avec des *gaines fibreuses* qui les isolent, les maintiennent, les fixent dans leur position et les enveloppent fort souvent en commun avec leurs veines et leurs nerfs satellites; ou bien encore avec des *arcades* et des *anneaux* de même nature, qui les garantissent de toute compression trop directe de la part des organes qu'elles pénètrent ou traversent.

Usages des gaînes fibreuses.

Ce sont ces gaînes fibreuses qui, dans le cas de blessure pénétrante des artères, font souvent obstacle à la sortie du sang au dehors ou à son infiltration, et qui, fort souvent aussi, préservent ces vaisseaux des affections qui se sont développées dans leur voisinage.

Structure.

Des trois tuniques artérielles.

Toutes les artères, quel que soit d'ailleurs le système auquel elles appartiennent, sont formées de trois couches ou tuniques membraneuses engaînées l'une dans l'autre, et que l'on distingue en *externe*, en *moyenne* et en *interne*.

1° Tunique externe.

a. La *tunique externe*, encore appelée *membrane celluleuse*, eu égard à la manière dont on l'a pendant longtemps envisagée, répond : d'un côté, à la gaîne cellulaire des artères à laquelle elle semble faire continuité ; et de 'autre à la tunique moyenne avec laquelle elle contracte une adhérence tellement intime, qu'il est assez difficile de l'en séparer.

Caractères du tissu qui la compose.

Cette tunique, la seule des trois qui résiste à l'action des ligatures appliquées sur les artères, est constituée par un tissu grisâtre, filamenteux, éminemment élastique, très tenace, très vivant, dans lequel il ne s'amasse jamais ni graisse, ni sérosité, et que la plupart des anatomistes, dont nous partageons entièrement l'opinion, considèrent aujourd'hui comme étant identique par sa nature au tissu qui compose le dartos et la tunique extérieure de la plupart des canaux excréteurs.

Cette tunique, qui fournit à l'analyse chimique une

quantité très notable de fibrine, offre une texture d'autant plus serrée qu'elle se rapproche davantage de la membrane moyenne, dont il n'est plus possible de la distinguer dans les artères d'un petit diamètre.

b. La *tunique moyenne* ou la *membrane propre* des artères, intermédiaire aux deux autres qu'elle surpasse de beaucoup en épaisseur, et auxquelles elle adhère très étroitement par ses deux faces, est formée de fibres circulaires ou presque circulaires réunies par petits faisceaux rubanés qui se superposent et se croisent à angle très aigu. — 2° Tunique moyenne, ou propre. — Sa texture.

Cette seconde membrane, à laquelle sa couleur et son élasticité ont encore fait donner les noms de *tunique jaune* et *élastique*, est beaucoup plus extensible suivant le diamètre ou la circonférence des artères, que suivant le sens de leur longueur. C'est à elle que les artères doivent la propriété de conserver leur forme cylindrique et de rester béantes ou de conserver leur lumière quand elles sont vides de sang; et bien, malgré l'épaisseur, la densité et l'élasticité que présente cette tunique, elle ne résiste point à l'action des ligatures appliquées sur les artères. Son épaisseur est proportionnellement moindre dans les troncs que dans les branches, et dans celles-ci que dans les rameaux; toujours moindre dans les artères profondes que dans les artères superficielles; moindre aussi à la concavité qu'à la convexité des courbures que décrivent ces vaisseaux; moindre enfin dans les artères du système pulmonaire que dans celles du système aortique; et elle semble manquer complètement dans les vaisseaux capillaires de l'un et de l'autre des deux systèmes artériels. — Ses propriétés physiques. — Elle ne résiste point à l'action des ligatures. — Son épaisseur.

Dans les artères d'un gros calibre, cette tunique présente bien toutes les propriétés du tissu fibreux jaune; — Caractères du tissu qui la constitue. Ses changements de nature.

mais dans les artères d'un petit diamètre, comme aussi dans toutes celles qui rampent sous la peau, et dans quelques autres encore qui occupent même une position profonde, elle perd insensiblement sa teinte jaune, tout en conservant son élasticité, prend une teinte grisâtre, devient de moins en moins distincte de la tunique externe, et semble, en un mot, changer complétement de nature pour revêtir, comme cette dernière, les caractères de la membrane externe des canaux excréteurs.

Ces changements de nature de la tunique moyenne sont surtout très sensibles dans les artères latérales de chacune des régions digitées, et plus marquées encore dans les artères utérines pendant toute la durée la gestation.

3° Tunique interne. Ses caractères généraux.

c. La *tunique interne* ou *commune*, un peu moins ténue dans les artères à sang rouge que dans celles à sang noir, mais identiquement semblable, du reste, dans les deux systèmes artériels, aux différents points de vue de sa disposition, de ses rapports et de ses usages, est blanchâtre, demi-transparente, excessivement mince, très fragile dans tous les sens, et sans aucune fibre apparente.

Faces.

Lisse et luisante à sa face interne, qui est libre et incessamment en contact avec le sang dont elle favorise le cours par son poli, cette pellicule membraneuse adhère si intimement par sa face externe à la tunique moyenne, qu'on ne peut l'en séparer que par lambeaux.

Continuité avec celle de chaque cœur. Valvules, éperons.

Cette tunique concourt, en s'adossant à la membrane interne de chaque cœur à laquelle elle fait continuité, à former les trois valvules placées à l'origine de chacun des deux arbres artériels, et elle constitue, à elle seule, les espèces d'éperons ou de freins membraneux que l'on remarque à l'embranchement de la plupart des artères.

De même que les membranes séreuses auxquelles elle ressemble tant par ses caractères physiques, cette tunique serait, suivant un grand nombre d'anatomistes, essentiellement constituée par des vaisseaux lymphatiques que recouvrirait une couche très mince d'*épithélium*. Analogie avec les sereuses.

Parvenue aux capillaires artériels, dont elle semble seule former les parois, la membrane interne des artères se continue sans interruption à celle des veines. Sa continuité avec la membrane interne des veines.

Vaisseaux et nerfs des artères.

Les parois des artères, de même que celles des veines, contiennent un très grand nombre de petits vaisseaux artériels et veineux (*vasa vasorum*) qui servent à leur nutrition. Les premiers de ces deux genres de canaux nourriciers très apparents, sans injection dans les artères d'un gros calibre, naissent ordinairement d'une branche de l'artère à laquelle ils sont destinés, et non de cette artère directement. Les seconds ou les veinules vont, en accompagnant les artérioles, se terminer dans l'une ou l'autre des veines qui avoisinent l'artère de laquelle elles émanent. Les lymphatiques ne peuvent être aperçus que sur les gros vaisseaux. Vasa vasorum.

Les *nerfs* des artères, plus nombreux dans celles à sang rouge que dans celles à sang noir, proviennent de ceux qui pénètrent avec elles dans les organes. Les artères de la tête, du cou et des membres, reçoivent leurs nerfs du système cérébro-spinal, et celles des viscères du système des ganglions. Nerfs.

Propriétés physiques.

Les artères sont blanchâtres, opaques ou diaphanes Propriétés physiques.

suivant que leurs parois sont minces ou épaisses, denses, tenaces, élastiques et perméables, non seulement dans le cadavre, mais encore dans le vivant, soit de dedans en dehors ou de dehors en dedans.

Propriété vitale essentielle.

Propriété vitale essentielle.

Pendant la vie, les artères ne jouissent pas seulement de l'élasticité, mais encore de l'irritabilité, ou, en d'autres termes, de la propriété de se resserrer activement sans avoir été préalablement distendues ; la première de ces deux propriétés prédomine dans les artères d'un gros calibre, et la seconde dans les artères d'un petit diamètre. La contractilité dont les artères sont douées, a indubitablement son siège dans la plus extérieure des trois membranes qui composent leurs parois.

Différences par rapport à l'âge.

Différences relatives à l'âge.

Le nombre et le calibre des artères ou la somme totale de leur capacité, et conséquemment aussi la quantité du fluide qu'elles charrient, sont d'autant plus considérables, relativement au poids et au volume du corps entier, que l'animal se rapproche davantage de l'époque de sa formation.

Jeune âge.

Dans le très jeune âge, les artères sont sensiblement droites, ou à peines sinueuses ; les parois en sont généralement minces, diaphanes, grisâtres, perméables à un haut degré, très élastiques et contractiles. Vides de sang, elles s'aplatissent ou s'affaissent sur elles-mêmes, de manière à ressembler aux veines avec lesquelles on peut d'autant mieux les confondre alors, que le sang, si elles en contiennent, ne peut, en raison de sa couleur brunâtre, les en faire distinguer.

Dans l'âge adulte, les artères s'épaississent, augmentent de volume, deviennent plus opaques, moins élastiques et moins contractiles. Âge adulte.

Dans la vieillesse, les vaisseaux artériels, et surtout ceux à sang rouge, sont très flexueux et souvent dilatés au sommet de leurs courbures. Leurs parois, bien que plus épaisses et plus denses alors qu'à toute autre époque de la vie, sont friables et cassantes, peu élastiques, moins perméables et contractiles ; on y rencontre très souvent aussi des dépôts calcaires, qui diminuent encore leur résistance, et rétrécissent même parfois le calibre de ces vaisseaux. Enfin, beaucoup de capillaires artériels s'atrophient et s'oblitèrent complètement. Vieillesse.

Differences par rapport à l'espèce d'animal.

Différences relatives à l'espèce d'animal. Didactyles.

Didactyles. Les artères sont en général d'un calibre moins fort que dans les monodactyles, d'où il résulte que la capacité totale des systèmes artériels est très manifestement moins considérable dans les premiers de ces animaux que dans les seconds qui nous servent de type. Les parois artérielles y sont aussi proportionnellement moins épaisses, moins denses, moins tenaces, moins résistantes et plus perméables que dans les solipèdes ; on y rencontre plus rarement aussi des dilatations et des dépôts inorganiques de matière calcaire.

Tétradactyles irréguliers. Les propriétés physiques et vitales des artères sont portées au plus haut degré. Chien et chat.

Porc. Sous le triple rapport de leur calibre, de leurs propriétés physiques et de leurs propriétés vitales, les artères tiennent le milieu, entre celles des herbivores et des carnivores. Porc.

Développement.

Mode de développement des vaisseaux.

La formation des vaisseaux n'a été étudiée avec soin et déterminée d'une manière rigoureuse, que dans l'œuf de quelques oiseaux, et très peu dans les mammifères; si ce n'est, cependant, dans les fausses membranes, des séreuses et des muqueuses. Des observations microscopiques qui ont été faites à cet égard, il résulterait que les premiers rudiments des vaisseaux sans détermination d'espèce, se composeraient de vésicules microscopiques, d'abord isolées les unes des autres, et dont les intervalles seraient graduellement remplis par des vésicules nouvelles, qui formeraient, en se réunissant entre elles, des canaux excessivement déliés ou mieux encore de simples trajets dépourvus de parois propres, et creusés par des globules dans la substance amorphe et demi-fluide, aux dépens de laquelle doivent se former les organes.

Usages.

Usages des artères.

Les artères sont les canaux vasculaires destinés au transport centrifuge du sang, l'élasticité et la contractilité dont elles sont douées, sont considérées, et avec raison, par la plupart des physiologistes comme des causes auxiliaires du mouvement dont est animé le fluide qui les parcourt. Le cours du sang n'y est point uniforme, la systole des ventricules imprime à ce fluide un mouvement d'accélération qui devient très manifeste, lorsqu'une artère d'un moyen calibre a été coupée sur le vivant; on voit alors le sang sortir du vaisseau d'une manière continue, il est vrai, mais par jets ou saccades parfaitement isochrones aux contractions de la partie ventriculaire du cœur. Les grands courants artériels ne sont que des moyens de transport du sang, et les vaisseaux capillaires, dont la texture échappe à l'observation, paraissent seuls exercer une action spéciale sur les changements de propriété qu'éprouve ce fluide dans l'intimité des organes. Le sang devient *veineux* dans le système capillaire général, et *artériel* dans le système capillaire pulmonaire.

Nomenclature.

Bases de la nomenclature des artères.

Les dénominations des artères, plus précises et plus rationnelles généralement que celles qui ont été données à la plupart des autres organes, sont déduites de quatre circonstances principales, savoir : 1° *du nom de la fraction du squelette* avec laquelle les artères ont des rapports directs, et dont elles sont en quelque sorte compagnes ou satellites : telles sont au tronc, les artères vertébrales, lombaires, sacrées, coccygiennes, intercostales et sus-sternales; à la tête, les artères occipitales, temporales, mastoïdiennes; aux membres, les artères humérales, épicondyliennes, radiales, fémorales, tibiales; 2° *de leur direction*, exemple : les artères circonflexes iliaques, les coronaires du cœur et des lèvres; 3° *du nom des organes* auxquels elles sont spécialement destinées, exemple : les artères, gastrique, hépatique, rénales, testiculaires, utérines, ovariennes, vésicales, linguales, cérébrales, cérébelleuses, spinales, ophthalmiques; 4° enfin, *du nom de la région* à laquelle elles appartiennent, soit par leur trajet principalement, exemple : les artères, poplitées, iliaques et sous-scapulaires; ou bien encore et tout à la fois par leur trajet et leur distribution, exemple : les artères cervicales supérieure et inférieure, dorsales, abdominales, faciales et fessières.

Préparation.

Préparation des artères.

Elle consiste à mettre les artères dans les conditions les plus propres à en faciliter l'étude ; les moyens à employer pour atteindre ce but, varient suivant le diamètre des vaisseaux que l'on veut préparer. Ainsi, pour étudier convenablement et sans distinction d'espèce tous les vaisseaux d'un gros et d'un moyen calibre, tels que troncs, branches et rameaux, il doit suffire d'en faire avec soin la dissection, c'est à dire de les isoler des parties qui les avoisinent, en conservant, autant que possible, tous leurs rapports. S'il s'agit, au contraire, de préparer des vaisseaux excessivement déliés, tels que des ramuscules et des capillaires, il devient alors tout à fait indispensable de recourir aux injections.

Les injections des vaisseaux d'un fort diamètre, sans même présenter l'avantage de rendre ces canaux plus apparents, ont, entre autres inconvénients : de les gonfler presque toujours outre mesure, et conséquemment de donner une fausse idée de leur calibre réel ; de les dilater inégalement, et partant de les déformer ou d'exagérer leur forme normale ; d'augmenter considérablement leurs courbures, de les déplacer, d'érailler même assez souvent leurs parois ; enfin, de les rendre très cassants et beaucoup plus faciles à couper lorsqu'ils viennent à être rencontrés par l'instrument tranchant.

Sans injection, les vaisseaux se prêtent très facilement et sans se rompre à toutes les manœuvres et à tous les déplacements momentanés que nécessite leur préparation.

Matières propres à faire des injections générales.

La matière le plus habituellement employée pour faire des injections générales, se compose d'un mélange opéré à chaud, de neuf parties de suif et d'une partie de térébenthine, auquel on ajoute, après l'avoir fait fondre à une chaleur de 45° environ, et l'avoir passé au tamis métallique, de l'essence de térébenthine dans laquelle on aura délayé une quantité suffisante de minium, de vermillon, de noir de fumée, de bleu de Prusse ou d'indigo, suivant que l'on doit injecter des artères ou des veines, ou ces deux sortes de vaisseaux en même temps; mais comme cette matière n'est point assez ténue pour pouvoir pénétrer jusque dans les plus petits vaisseaux, il faut, pour rendre l'injection aussi pénétrante que possible, la faire précéder d'une injection d'essence de térébenthine, de vernis ou d'alcool colorés avec les matières indiquées ci-dessus.

Pour les injections à conserver, on ajoutera au mélange de suif et de térébenthine deux parties de cire.

On peut encore se servir, avec avantage, pour ces sortes d'injections, d'un mélange, fait à chaud, de sept parties d'huile de lin et de cinq parties de térébenthine, auquel on ajoute douze parties de minium.

Matières propres à injecter les petits vaisseaux.

La gélatine, tenue liquide par une douce chaleur, l'essence de térébenthine, le vernis et l'alcool colorés avec les matières déjà indiquées et que l'on introduit aussi dans les canaux vasculaires, au moyen d'une seringue, sont, avec le mercure purifié qui pénètre dans la voie qui lui est présentée sans autre pression que celle de son propre poids, et l'alliage fusible de Darcet, les matières dont on se sert le plus communément, soit à chaud soit à froid, pour injecter les vaisseaux d'un très petit diamètre.

Manière de procéder à des injections générales.

On peut, comme nous le faisons habituellement, sur le cadavre d'un animal qui vient d'être sacrifié par effusion de sang, injecter très facilement la majeure partie des artères du système aortique, en adaptant la seringue à l'une ou à l'autre des carotides primitives, vers le milieu du cou et en poussant l'injection d'abord du côté du cœur, puis du côté de la tête, ou toujours dans le premier sens.

Mode d'injection des veines et des lymphatiques.

Mais, pour injecter la plupart des veines et des lymphatiques, on est obligé, en raison des valvules dont sont pourvues ces deux espèces de vaisseaux, de pousser l'injection des rameaux vers les troncs, et par plusieurs points en même temps.

Méthode de description des artères.

Méthode de description des artères.

L'étude des artères en particulier présente à considérer successivement : leur *nom*, leur *origine*, leur *trajet*, leur *direction*, leurs *rapports*, leurs *modes* de *distribution* et de *terminaison*, et leurs *anomalies*.

DES ARTÈRES EN PARTICULIER.

ARTÈRE PULMONAIRE.

L'artère pulmonaire, nommée par les anciens anatomistes *veine artérieuse*, en raison de l'opposition qui existe entre sa structure artérielle et le sang noir ou veineux qu'elle charrie, s'étend du cœur aux poumons dont elle constitue une des deux parties de l'appareil vasculaire fonctionnel. Synonymie, définition.

Née du bord supérieur de la zône fibreuse qui couronne et termine le prolongement infundibuliforme du ventricule droit par trois festons de sa membrane moyenne correspondant aux trois valvules sigmoïdes, cette artère se porte, à partir de ce point, en haut, en arrière et à droite, en croisant l'aorte à gauche de laquelle elle est située, et en décrivant au dessus de l'oreillette gauche qu'elle embrasse une grande courbure dont la convexité est tournée en haut, jusqu'au niveau de l'origine des bronches où, après un trajet de 10 à 12 centimètres environ, elle se partage en deux *troncs*, dont *l'un*, le moins considérable, est destiné au poumon gauche, et *l'autre* au poumon droit. Origine. Valvules sigmoïdes. Trajet, direction. Division en deux troncs.

Vers le milieu de la convexité de sa courbure, l'artère pulmonaire se trouve unie à la crosse de l'aorte postérieure par un gros cordon de tissu jaune élastique qui n'est que le vestige ou le détritus oblitéré d'un gros vaisseau appelé *canal artériel*, et particulier à l'appareil circulatoire du fœtus. Vestige du canal artériel.

Recouverte, *en haut*, *en bas* et *à gauche*, par le feuillet Rapports.

interne de la séreuse péricardiaque qui lui fournit en quelque sorte une tunique accessoire, l'artère pulmonaire répond : *à droite*, à l'aorte, par l'intermédiaire d'une couche assez épaisse de tissu adipeux que traversent les nerfs cardiaques; *en bas*, et successivement, à l'artère cardiaque postérieure dont elle croise à angle droit la direction, et à l'oreillette gauche qu'elle contourne obliquement; *en avant*, enfin, à l'oreillette droite, et plus directement encore à l'artère cardiaque antérieure.

Tronc pulmonaire gauche. Longueur, rapports.

A. Le *tronc pulmonaire gauche* a une longueur de trois centimètres environ; il répond : *en haut*, à la bronche gauche, et *en bas*, aux veines pulmonaires correspondantes qui le séparent de la séreuse du péricarde..

Tronc pulmonaire droit. Longueur, rapports.

B. Le *tronc pulmonaire droit* est d'un centimètre environ plus long que le gauche auquel il ressemble du reste très exactement par ses rapports avec la bronche droite et les veines pulmonaires du même côté.

Branches terminales des deux troncs pulmonaires, divisions et subdivisions.

Les *branches terminales* des troncs pulmonaires sont au nombre de *trois* pour le poumon gauche, et de *quatre* pour le droit. Les *divisions* et les *subdivisions* de ces branches accompagnent celles des bronches jusque dans les lobules pulmonaires qu'elles pénètrent par le centre comme ces dernières.

Influence de la forme des divisions sur le cours du sang.

D'après MM. Bourgery et Jacob, la forme assez régulièrement conique qu'affectent toutes les divisions de l'arbre artériel à sang noir, aurait pour double effet, de borner le reflux du sang vers le cœur droit dans le moment de l'inspiration, et de favoriser d'autant le transport de ce fluide vers le cœur gauche.

Canal arteriel.

Le cordon fibreux qui, chez l'adulte, unit l'artère pulmonaire à l'aorte, est remplacé dans le fœtus par un vaisseau d'un très grand diamètre qui, sous le nom de *canal artériel*, sert au passage du sang de la première de ces deux artères dans la seconde. A la naissance, le sang passe en totalité dans les poumons et cesse de traverser le canal artériel qui ne tarde pas ainsi à s'oblitérer.

ARTÈRE AORTE [1].

Origine commune de toutes les artères à sang rouge ou de nutrition, l'aorte naît de la base du ventricule gauche du cœur, au devant de l'ouverture auriculo-ventriculaire gauche, par trois festons de sa tunique propre, correspondant très exactement aux trois découpures du bord supérieur de la zône ligamenteuse qui forme sa jonction avec ce ventricule, et aux trois valvules sigmoïdes dont elle est pourvue à son orifice cardiaque; de là, cette artère monte, avec une très légère obliquité en avant, dans l'intérieur du péricarde, et, après un trajet d'environ 5 à 6 centimètres, elle se partage en deux troncs secondaires, qui constituent : l'un, l'*aorte antérieure;* l'autre, l'*aorte postérieure.* — Définition. Origine. — Festons d'origine, et valvules sigmoïdes. — Trajet, direction, divisions terminales.

Au dessus de son point d'origine et directement en regard des valvules sigmoïdes, l'aorte présente trois ampoules ou dilatations, semblables en tous points à celles que, dans l'homme, on a désignées sous le nom de *sinus de l'aorte.* — Sinus de l'aorte.

Recouverte, en *avant*, en *arrière* et à *droite*, par le feuillet interne de la séreuse du péricarde, cette artère répond : *à droite*, à la concavité des oreillettes qui semblent se mouler sur elle, et à la veine-cave antérieure; *à gauche*, à l'artère pulmonaire dont elle est — Rapports.

[1] Des grecs, *αορτη*, artère; *aorta*, *arteria magna*, *arteriarum omnium mater*, des latins.

habituellement séparée par une couche de tissu adipeux que les nerfs cardiaques traversent de haut en bas.

Divisions collatérales

Dans son trajet, l'aorte ne fournit le plus ordinairement que *deux divisions* collatérales, qui sont : les artères *cardiaques* ou *coronaires*.

Artères cardiaques

ou coronaires.

Nombre. Distinction.

Les artères cardiaques, au nombre de *deux*, sont distinguées en *antérieure* et en *postérieure*, eu égard à leur origine, et en *droite* et *gauche*, en raison de leur distribution.

Origine Différences entre les artères cardiaques.

Nées à angle obtus du tronc aortique, immédiatement au-dessus du bord libre des valvules sigmoïdes et conséquemment dans la partie la plus élevée des deux sinus correspondants, ces artères diffèrent entre elles sous le double rapport de leur calibre et de leur trajet.

Artère cardiaque gauche. Trajet, rapports, terminaison.

1° *L'artère cardiaque gauche* ou *postérieure*, un peu moins considérable que la droite, gagne, par un trajet oblique en bas et en dehors au-dessous de l'artère pulmonaire qui la recouvre et la croise dans sa direction, l'origine du sillon vertical de la face latérale gauche des ventricules où elle se partage en *deux* principales *branches :* l'une *auriculo-ventriculaire*, et l'autre *ventriculaire.*

Branches terminales, au nombre de deux.

La *première* de ces deux branches terminales va, en contournant de gauche à droite la base du ventricule aortique et en décrivant quelques flexuosités, s'anastomoser avec une division de l'artère cardiaque droite ; tandis que la *seconde*, d'un calibre plus considérable, descend flexueuse dans le sillon ventriculaire gauche, jusqu'à quelques centimètres au dessus de la pointe du cœur, où elle se termine en s'anastomosant avec la branche homologue de l'artère cardiaque du côté opposé.

De l'extrémité supérieure de cette branche ventriculaire naît un gros *rameau* qui va, en contournant d'arrière en avant l'infundibulum du ventricule droit, s'anastomoser avec d'autres rameaux également circonflexes de l'artère cardiaque opposée.

2° *L'artère cardiaque droite* ou *antérieure* gagne, par un trajet descendant et oblique en avant entre l'auricule droite et l'artère pulmonaire, le sillon auriculo-ventriculaire qu'elle parcourt ensuite, après s'être toutefois infléchie, jusqu'au niveau de l'embouchure de la veine-cave postérieure. Parvenue à ce point, elle se coude à angle droit pour se placer dans le sillon ventriculaire droit, à l'extrémité inférieure duquel elle se termine en s'anastomosant avec la branche ventriculaire correspondante de l'artère cardiaque gauche.

Artère cardiaque droite. Trajet, rapports, inflexions, terminaison.

Au niveau de sa première inflexion, l'artère cardiaque droite émet plusieurs *rameaux* qui vont, en contournant d'avant en arrière l'infundibulum du ventricule droit, s'anastomoser par inosculation avec des divisions analogues que fournit la branche ventriculaire de l'artère cardiaque gauche; et à une très petite distance au dessous de sa seconde et dernière coudure, cette même artère donne un autre *rameau* qui va s'anastomoser avec la branche auriculo-ventriculaire de l'artère cardiaque gauche.

Divisions anastomotiques principales avec l'artère cardiaque gauche.

De la description qui précède, il résulte donc : 1° que les artères cardiaques et leurs principales divisions occupent les deux sillons du cœur; 2° que ces artères forment, envisagées au point de vue de leur disposition d'ensemble, deux cercles, l'un vertical, l'autre horizontal; 3° que le cercle horizontal ou auriculo-ventriculaire est

Disposition générale des deux artères cardiaques.

constitué : *en avant*, et *à droite*, par le tronc de la cardiaque droite ; *à gauche* et *en arrière*, par une des deux principales branches terminales de la cardiaque gauche ; 4° que ces artères et leurs divisions principales décrivent un assez grand nombre de flexuosités qui leur permettent de se prêter, sans éprouver aucun tiraillement nuisible, aux alternatives de dilatation et de resserrement du cœur ; 5° enfin, que ces artères, s'anastomosant très largement entre elles, peuvent facilement se suppléer.

Des deux cercles artériels partent toutes les branches auriculaires et ventriculaires

Du cercle auriculo-ventriculaire naissent : 1° des *rameaux ascendants*, qui se distribuent, les *uns*, et ce sont les plus nombreux et les plus gros, aux oreillettes ; les *autres*, au tronc aortique et à l'artère pulmonaire ; d'*autres*, enfin, au tissu adipeux qui occupe la base du cœur ; 2° des *rameaux descendants* ou *ventriculaires*, destinés aux deux ventricules.

Du cercle ventriculaire partent aussi de nombreux et gros *rameaux* qui se plongent obliquement et à différentes hauteurs dans les parois de chaque ventricule et dans la cloison qui les sépare l'un de l'autre.

Anastomose des artères cardiaques et bronchique.

L'artère cardiaque gauche s'anastomose avec l'artère bronchique par quelques uns des rameaux ascendants de sa branche auriculo-ventriculaire qui se distribuent à l'oreillette gauche.

AORTE ANTÉRIEURE.

Définition. Destination.

Tronc commun d'origine des artères de la tête, du cou, des deux membres thoraciques, d'une partie de la région dorsale et des parois tant inférieures que latérales du thorax et de l'abdomen, l'aorte antérieure est, sous le double rapport de la longueur et du calibre, la moins considérable des deux divisions terminales du tronc aortique.

Longue de 5 à 6 centimètres environ, et souvent rétrécie circulairement au point même de son origine, cette artère se porte obliquement en avant et en haut, au dessus de l'oreillette droite dont elle croise la direction, sort de l'intérieur du péricarde en haut et à gauche, pénètre entre les deux lames du médiastin antérieur, s'accole à la face inférieure de la trachée et se termine, après un court trajet, en donnant naissance aux *deux troncs brachiaux :* l'un *droit,* l'autre *gauche.* Longueur, trajet, direction, terminaison par deux troncs.

Tapissée *en bas* et dans sa moitié postérieure seulement par le feuillet interne de la séreuse du péricarde, l'aorte antérieure répond, dans le reste de son étendue : *en haut*, à la trachée, par l'intermédiaire d'une couche cellulo-adipeuse que parcourent les nerfs pneumo-gastriques, trisplanchniques et laryngés inférieurs ; *en bas* et *à droite*, à la veine-cave antérieure, à laquelle elle est accolée ; et *à gauche*, au feuillet correspondant du médiastin. Rapports.

Les quelques *divisions* collatérales que cette artère fournit parfois, après être sortie du péricarde, sont destinées à la trachée et au médiastin. Divisions collaterales.

TRONC BRACHIAL DROIT

ou brachio-céphalique.

Le tronc brachial droit, encore appelé tronc *brachio-céphalique* parce qu'il fournit les deux principales artères de la tête, est pour cela même le plus considérable des deux grands courants vasculaires par lesquels se termine l'aorte antérieure. Synonymie. Definition. Origine.

A partir de son origine, ce tronc artériel se dirige en avant et gagne, en parcourant un trajet sensible-

Trajet, direction. Rapports dans la poitrine et dans la région axillaire.

ment horizontal et direct dans le médiastin antérieur, entre la trachée qui est au dessus et la veine-cave antérieure qui est en dessous, l'entrée du thorax ; là, il s'infléchit, contourne, accompagné de sa veine satellite au dessus de laquelle il est situé, le bord antérieur de la première côte droite immédiatement au dessous de l'attache inférieure du muscle scalène, descend ensuite flexueux dans la région axillaire en arrière du plexus brachial et en dedans du muscle grand pectoral qui en croise la direction, jusqu'au niveau de l'extrémité supérieure de l'humérus où il se termine par *deux branches*, dont l'une est *l'artère sous-scapulaire*, et l'autre *l'artère humérale*.

Branches terminales.

Branches collatérales, au nombre de sept.

Dans son trajet, le tronc brachial droit émet sept *divisions* principales qui sont, en les énumérant dans l'ordre où elle se succèdent d'arrière en avant : le *tronc céphalique*, le *tronc dorso-cervical*, l'*artère vertébrale*, la *thoracique interne*, la *thoracique externe*, la *cervicale inférieure* et la *sus-scapulaire*.

Ordre de description.

Conformément à l'usage généralement adopté, nous décrirons d'abord le tronc céphalique, et nous ferons ensuite connaître les autres divisions collatérales en traitant du tronc brachial gauche dont le mode de distribution est à peu de chose près le même que celui du tronc brachial droit.

TRONC CÉPHALIQUE

ou tronc commun des deux carotides primitives.

Origine. Longueur, direction, rapports.

Né du tronc brachial droit en ligne directe, en regard et à l'opposé de l'artère dorso-cervicale, le tronc céphalique gagne, en parcourant un trajet de cinq à six centimètres de longueur environ sur la ligne médiane au dessus de la veine-cave antérieure et au dessous de la trachée, le milieu de l'entrée du thorax où il se termine en donnant naissance aux deux artères *carotides primitives, droite* et *gauche*.

Branches terminales, au nombre de deux.

Depuis son origine jusqu'à sa terminaison, ce tronc impair ne fournit ordinairement que quelques *divisions* d'un très petit calibre, à la trachée, au médiastin antérieur et aux ganglions lymphatiques qui sont groupés à l'entrée de la poitrine.

Branches collaterales.

ARTÈRES CAROTIDES PRIMITIVES

ou céphaliques.

Les carotides primitives[1] sont les artères principales et essentielles de la tête et de la région antérieure ou inférieure du cou.

Définition, destination

Au nombre de deux, distinguées en *droite* et en *gauche*, ces artères sont, à quelques légères différences près dans leurs connexions et dans le point d'origine de leurs branches collatérales, identiquement semblables sous les divers rapports de la manière dont elles prennent naissance, de la position absolue qu'elles occupent au milieu des nombreuses et importantes parties qu'elles longent et pénètrent de leurs divisions, de la direction qu'elles suivent, de la longueur du trajet qu'elles parcourent, du calibre qu'elles présentent et du mode de terminaison qu'elles affectent.

Nombre. Différences et similitude.

Nées en commun de l'extrémité antérieure du tronc céphalique, sous le même angle, et à deux ou trois centimètres environ en avant de l'entrée du thorax, les carotides primitives se dévient aussitôt à droite et à gauche de la ligne médiane et s'écartent l'une de l'autre en formant

Origine, direction, trajet.

[1] Soporales, Vésale.

un angle aigu ouvert en avant et en contournant très obliquement de dedans en dehors et de dessous en dessus la trachée, pour gagner les côtés de la face postérieure de ce grand canal aérifère. Devenues parallèles alors entre elles, de divergentes qu'elles étaient d'abord, les carotides montent ensuite, sans décrire de flexuosités et sans diminuer sensiblement de calibre, jusqu'au niveau du larynx où chacune d'elles se termine par trois branches qui sont : les artères *carotide externe*, *occipitale* et *carotide interne*.

Terminaison par trois branches.

Rapports généraux et communs.

Dans toute l'étendue de leur trajet, les carotides primitives sont environnées d'une couche épaisse de tissu cellulaire très lâche, et accompagnées, chacune en particulier, des nerfs, trachéal récurrent, trisplanchnique et pneumo-gastrique. Ces deux derniers nerfs, étroitement unis entre eux dans la plus grande partie de leur trajet cervical, ne forment en réalité qu'un seul et même cordon qui longe la carotide sans y adhérer fortement; tandis que le nerf trachéal récurrent, d'abord situé au devant de la carotide, n'a de rapports directs avec elle qu'à partir du milieu de la région cervicale où il se place au dessus de cette artère pour s'en écarter ensuite près du point où elle se termine.

Rapports spéciaux des carotides dans la première moitié de leur trajet.

Dans la moitié inférieure environ de leur longueur, c'est à dire, depuis leur origine jusqu'au point où elles atteignent le bord inférieur du muscle sous-scapulo-hyoïdien, chacune des deux carotides répond : *en dehors*, à la veine jugulaire, qui la sépare successivement et de bas en haut de la portion sternale du muscle mastoïdo-huméral et du peaucier ; *en dedans*, à la trachée ; de ce même côté, la carotide gauche répond en outre directement à l'œsophage, auquel elle est unie par un tissu cellulaire abondant et lâche ; *en haut*, au muscle scalène ; *en bas* et du côté de la ligne médiane, au nerf trachéal récurrent, aux ganglions lymphatiques trachéens inférieurs, à des vaisseaux lymphatiques, à la veine jugulaire interne, quand toutefois elle existe, et au plexus trachéal.

Rapports des carotides dans la moitie supérieure de leur trajet.

Dans le reste de leur longueur, chacune des carotides primitives répond : *en avant*, à la trachée et à un gros tronc lymphatique ; *en arrière*, aux muscles longs fléchisseurs du cou et de la tête, et plus directement encore aux nerfs trisplanchnique et pneumo-gastrique réunis ; *en dehors*, au muscle omoplat-hyoïdien, qui la sépare de la jugulaire correspondante; *en dedans*, à l'œsophage ; de ce même côté enfin, et tout à fait *en haut*, la carotide répond en outre à des divisions nerveuses de la seconde paire cervicale et à une branche du nerf spinal destinée au muscle sterno-maxillaire.

Branches collaterales des carotides primitives.

Dans son trajet, chaque carotide primitive fournit : 1° une succession d'artères, *trachéales, œsophagiennes, ganglionnaires et musculaires*, aussi variables dans leur nombre, leur calibre, leur point et leur mode d'origine, que constantes dans leur distribution ; 2° enfin, l'artère *thyroïdienne* et l'artère *laryngienne*.

Artères trachéales. Origine, trajet, direction, divisions et subdivisions.

Artères trachéales. Elles naissent de la carotide, la plupart à angle droit, se portent directement en avant et se divisent presque aussitôt en *deux rameaux* flexueux : l'un *ascendant*, l'autre *descendant*, qui vont, en longeant le côté de la trachée, s'anastomoser avec de pareils rameaux des deux branches trachéales voisines. De cette succession de rameaux ainsi anastomosés latéralement, partent une foule de *ramuscules* flexueux *postérieurs* et *antérieurs*. Les *premiers* se portent en arrière pour aller se distribuer tout à la fois à l'œsophage et à la paroi postérieure de la trachée. Les *seconds*, remarquables surtout par l'uniformité qu'ils présentent dans leur mode de distribution, se dirigent en avant et vont, en parcourant un à un le fond de chacun des sillons transverses qui séparent extérieurement les cerceaux de la trachée l'un de l'autre, et en jetant des divisions à la surface et dans l'épaisseur de la paroi antérieure de ce grand canal, s'anastomoser en arcade avec autant de ramuscules semblables fournis par les rameaux terminaux des artères trachéales du côté opposé.

Artères œsophagiennes. Origine de deux sources. Mode de distribution commun.

Artères œsophagiennes. Indépendamment des nombreux ramuscules que les branches trachéales fournissent à l'œsophage, ce conduit en reçoit encore d'autres, qui proviennent directement de la carotide primitive. Quels que soient du reste leur point et leur mode d'origine, tous ces *ramuscules*, les uns *ascendants*, les autres *descendants*, entourent d'abord l'œsophage de leurs divisions flexueuses et anastomotiques, traversent ensuite la tunique charnue de ce canal, se ramifient sous elle et pénètrent en dernier lieu sa membrane muqueuse, dans laquelle ils se terminent en formant un réseau inextricable.

Artères ganglionnaires.

Artères ganglionnaires. Les *unes* se distribuent aux ganglions lymphatiques compris dans l'angle que forment les deux carotides primitives en se séparant l'une de l'autre pour gagner la face postérieure de la trachée, et les *autres*, aux ganglions disséminés çà et là le long de ces deux artères.

Artères musculaires.

Artères musculaires. Après avoir parcouru un trajet plus ou moins long et flexueux, ces branches artérielles se plongent à différentes hauteurs dans les muscles, sous-dorso-atloïdien, sous-scapulo-hyoïdien, sterno-hyoïdien et thyroïdien, sterno-maxillaire, trachélo-sous-occipital, mastoïdo-huméral, dans le peaucier et les téguments de la partie antérieure du cou.

Artère thyroïdienne.

Cette artère, si remarquable par la disproportion qui existe entre son calibre et l'exiguité de l'organe glandiforme auquel elle est spécialement mais non pas uniquement destinée, naît à angle aigu de la partie supérieure de la carotide primitive, tantôt isolément et à une très petite distance au dessus ou au dessous de la laryngienne, d'autres fois, et même assez souvent, par un tronc qui lui est commun avec cette dernière artère.

Origine variable.

L'artère thyroïdienne, quelle que soit du reste son origine, se porte obliquement en avant et en haut, le long de la trachée et en dessous du muscle sous-scapulo-hyoïdien qui la recouvre, et, après avoir parcouru un trajet de 5 à 8 centimètres environ, elle se termine par *trois* ou *quatre rameaux* flexueux qui pénètrent le corps thyroide par son extrémité supérieure.

Trajet, direction, longueur, rapports, terminaison.

Dans son trajet, cette artère fournit un assez grand nombre de petites *divisions* : les *unes*, destinées à l'œsophage et à la trachée, se comportent absolument de la même manière que les divisions trachéales et œsophagiennes fournies directement par les carotides primitives; les *autres* se distribuent aux muscles, sous-scapulo-hyoïdien, sterno-hyoïdien, sterno-thyroïdien et quelquefois même au muscle mastoïdo-huméral, comme chez l'homme.

Branches collatérales.

Il n'est pas rare non plus de voir naître de la thyroïdienne, surtout lorsqu'elle provient de la carotide en commun avec la laryngienne, plusieurs *divisions pharyngiennes* et un petit *rameau* qui pénètre dans le larynx avec le nerf trachéal récurrent.

Artère laryngienne.

Origine. Variétés.

Cette artère, dont les variétés de calibre semblent subordonnées au nombre ou au diamètre des *rameaux* qu'elle fournit ordinairement au corps thyroïde, naît, tantôt directement de la carotide primitive à angle aigu au dessus ou au dessous de la thyroïdienne; tantôt et même assez souvent, elle provient d'un petit tronc qui lui est commun avec cette dernière artère dont elle pourrait être alors considérée comme une des principales branches de terminaison.

Trajet, direction, rapports, terminaison.

L'artère laryngienne, quelle que soit d'ailleurs son origine, gagne, en parcourant un trajet oblique en avant et en haut au dessus du corps thyroïde correspondant, le côté du larynx; puis elle pénètre dans cet organe entre les cartilages thyroïde et cricoïde, décrit un coude et monte ensuite, en se contournant plusieurs fois sur elle-même, au devant du muscle crico-arythénoïdien latéral, jusqu'à la partie supérieure du larynx où elle se termine par une série de petits *rameaux* qui se perdent dans le muscle arythénoïdien et dans la muqueuse du larynx.

Divisions collatérales de la laryngienne avant et après sa pénétration dans le larynx.

Depuis son origine jusqu'au point où elle pénètre dans le larynx, cette artère fournit : 1° Des *rameaux*, variables pour le nombre et le calibre, au corps thyroïde. 2° Une série de petites *divisions* qui se distribuent : les *unes*, à l'œsophage, au pharynx et à la trachée; les *autres*, aux muscles, sous scapulo-hyoïdien, sterno-hyoïdien et thyroïdien, crico-arythénoïdien postérieur, hyo-thyroïdien et crico-thyroïdien. 3° *Deux rameaux* flexueux qui pénètrent dans le larynx, *l'un* avec le nerf trachéal récurrent, *l'autre* avec le nerf laryngé supérieur; ce dernier rameau émane souvent de l'artère pharyngienne, branche de la glosso-faciale. 4° Enfin une longue *division* qui s'anastomose en arcade sous le larynx avec une semblable division de l'artère du côté opposé.

Quant aux autres *divisions* collatérales de l'artère laryngienne, elles se répandent et se terminent tout à la fois dans les cartilages, les muscles et la membrane muqueuse du larynx, en contractant des anastomoses avec les rameaux que les artères linguales fournissent à l'isthme du gosier.

ARTÈRE CAROTIDE EXTERNE
ou faciale.

Synonymie, définition.

Cette artère, à laquelle on a encore donné le nom de *carotide faciale*, eu égard à sa destination principale, est la plus considérable et la plus rameuse des trois branches terminales de la carotide primitive, dont elle n'est en réalité que la continuation.

Origine. Trajet, direction, terminaison.

A partir de son origine, la carotide externe gagne, par un trajet oblique en haut, en avant et en dehors, et en décrivant deux courbures successives et en sens opposés, le col du condyle maxillaire, au niveau duquel elle se termine par deux branches qui sont : l'artère *temporale* et l'artère *maxillaire interne*.

Longueur. Rapports en dehors et en dedans.

Dans son trajet, long de douze centimètres environ, cette artère répond successivement : *en dehors*, aux muscles stylo-maxillaire et digastrique, à la glande maxillaire, au nerf hypoglosse, au muscle grand kérato-hyoïdien, et à la glande parotide ; *en dedans*, au pharynx, aux nerfs glosso-pharyngien et laryngé supérieur, à la grande branche de l'os hyoïde et à la poche gutturale correspondante.

Divisions collatérales.

Les divisions collatérales de la carotide externe sont, en les énumérant dans l'ordre de leur succession de bas en haut : 1° les *artères* de la glande maxillaire, de la poche gutturale, et des muscles avec lesquels la carotide externe est en rapport ; 2° la *maxillaire externe ;* 3° la *maxillo-musculaire ;* 4° l'*auriculaire postérieure ;* 5° enfin, des *artères parotidiennes.*

Indépendamment de ces différentes branches, la carotide externe fournit encore assez souvent, dès son origine, un long et gros *rameau* qui gagne, en serpentant, l'extrémité inférieure de la glande parotide, dans laquelle il se plonge, se divise et se perd.

Artères de la glande maxillaire.

Artères de la glande maxillaire. Elles naissent, à différentes hauteurs et sous des angles variés, de la première courbure que décrit la carotide externe, et gagnent, après un court trajet, la glande salivaire de laquelle elles empruntent leur nom.

Artères de la poche gutturale.

Artères de la poche gutturale. Aussi variables dans leur nombre que dans leur origine, ces artères naissent, tantôt par un seul tronc, tantôt isolément, de la carotide externe ou de la glosso-faciale, et gagnent immédiatement la membrane muqueuse de la poche gutturale à laquelle elles sont destinées, en jetant quelques *rameaux* dans le pharynx et les ganglions lymphatiques gutturaux.

Artères musculaires.

Artères musculaires. Elles se distribuent aux muscles stylo-maxillaire, digastrique, grand kérato-hyoïdien, et kérato-pharyngien.

Artère maxillaire externe

Faciale, ou glosso-faciale.

Cette artère, dont les différents noms qualifient d'une manière générale la destination, est remarquable par le calibre qu'elle présente, la longueur du trajet qu'elle parcourt, et la multiplicité des divisions qu'elle fournit.

Née de la carotide externe, à trois centimètres environ de l'origine de cette artère, à angle aigu et au niveau du bord supérieur du cartilage thyroïde, la maxillaire externe se porte immédiatement, en avant et en bas, sur le côté du pharynx, entre le bord inférieur de la grande branche de l'os hyoïde et le muscle grand kérato-hyoïdien, parallèlement au nerf hypoglosse, qui est situé au-dessus, et au glosso-pharyngien qu'elle recouvre, jusque vers le tiers antérieur de la corne hyoïdienne. Parvenue à ce point, la glosso-faciale change de direction et de rapports; elle descend en croisant transversalement la direction du muscle hyo-thyroïdien, se dégage ensuite de dessous la glande maxillaire, s'accole au muscle ptérygoïdien interne, se place au dessous de sa veine satellite et du canal de Sténon, qui est supérieur et antérieur à cette veine, gagne la scissure maxillaire en conservant les mêmes rapports avec la veine et la canal excréteur précités, se recourbe et monte ensuite le long du bord antérieur du masseter, jusqu'au niveau de l'orifice inférieur du conduit sus-maxillaire où elle se termine par *deux branches* : l'une *ascendante*, qui se distribue à la peau de la racine du nez, au muscle lacrymal et à la paupière inférieure, en s'anastomosant avec le rameau palpébro-lacrymal de l'artère sus-maxillo-dentaire; l'autre *descendante*, qui se distribue aux ailes du nez, à la fausse narine, aux appendices inférieurs des cornets, et au nerf maxillaire supérieur, en s'anastomosant avec les artères nasale et palato-labiale.

Origine.

Trajet, direction, rapports.

Branches terminales.

Dans sa *portion faciale*, l'artère maxillaire externe est recouverte par les muscles, sous-cutané et zygomato-labial, par le canal de Sténon qui croise obliquement sa direction vers le milieu de la joue, et tout à fait en

Rapports sur la face.

haut par un *fascia* très mince qui fait continuité à l'aponévrose épicranienne et au peaucier de la face.

Divisions collatérales que fournit la maxillaire externe dans sa portion sous-hyoïdienne.

Dans sa *portion intra-maxillaire, sous-hyoïdienne* ou *glossienne*, l'artère glosso-faciale fournit successivement : 1° un nombre variable de *rameaux* innominés aux ganglions lymphatiques gutturaux, aux muscles grand kérato-hyoïdien, digastrique et stylo-maxillaire, à la glande maxillaire, à la poche gutturale, au muscle ptérygoïdien interne, et souvent aussi au muscle masseter dans lequel ils se rendent en contournant le bord postérieur du maxillaire ; 2° l'*artère pharyngienne* ; 3° l'*artère linguale* ; 4° enfin, l'*artère sous-linguale*.

Divisions collatérales que fournit la maxillaire externe dans sa portion faciale.

Les *divisions* qui émanent de la portion faciale de cette artère sont : 1° des *rameaux* en nombre variable et sans noms particuliers qui se distribuent aux muscles et aux téguments de la face, aux glandes molaires, au canal de Sténon et au muscle masseter ; 2° l'*artère coronaire*, ou *labiale inférieure* ; 3° enfin, l'*artère coronaire* ou *labiale supérieure*.

Artère pharyngienne ;

Pharyngo-méningée dans l'homme.

Origine. Trajet.

Cette artère, dont le nom indique la principale destination, naît de la glosso-faciale vers le milieu de la grande branche de l'os hyoïde, et gagne immédiatement le pharynx, qu'elle couvre d'abord et pénètre ensuite de ses nombreuses *divisions*.

Divisions collatérales.

Dans son court trajet, l'artère pharyngienne donne quelques *rameaux* aux ganglions lymphatiques gutturaux, à la poche gutturale qui la recouvre et au muscle kérato-pharyngien, entre les deux branches duquel il n'est pas rare de la voir passer ; elle fournit quelquefois aussi une petite *division* qui pénètre dans le larynx avec le nerf laryngé supérieur du pneumo-gastrique, après avoir donné quelques *ramuscules* aux muscles, hyo-thyroïdien, hyo et thyro-pharyngiens.

Quant aux *branches pharyngiennes* de cette artère, elles s'épanouissent presque immédiatement en un nombre indéterminé de *rameaux* très ténus et flexueux qui gagnent : les *uns*, l'origine de l'œsophage où ils s'anastomosent avec les rameaux pharyngés des artères thyroïdienne et laryngienne; les *autres*, la trompe d'Eustachi et le voile du palais, dans l'épaisseur duquel ils s'anastomosent avec les divisions de l'artère staphyline. Divisions terminales. Anastomoses.

Artère linguale

ou dorsale de la langue.

Cette artère, remarquable par son calibre, sa longueur et ses flexuosités, est, ainsi que l'indique son nom, essentiellement destinée à la langue. Définition.

Née de la maxillaire externe, dont elle est la plus considérable de toutes les branches, à angle aigu et à quatre ou cinq centimètres environ au dessus de la sous-linguale, l'artère linguale se dirige, par un trajet oblique et flexueux, en avant et en bas, passe d'abord sur le muscle petit kérato-hyoïdien, puis en travers sur la petite branche de l'os hyoïde où elle est recouverte par le muscle hyo-glosse, et se plonge ensuite dans la langue dont elle parcourt, d'arrière en avant et avec de nombreuses flexuosités, toute la longueur jusque près de la pointe où elle se recourbe en dedans et se termine en s'anastomosant sur la ligne médiane avec l'artère linguale du côté opposé. Origine. Trajet, rapports, terminaison.

Dans son trajet, l'artère linguale fournit : 1° des *rameaux* en nombre variable et innominés, aux muscles, petit kérato-hyoïdien et hyo-glosse, entre lesquels elle Divisions collatérales.

passe à partir de son origine ; 2° une *branche sus-hyoïdienne* qui, après avoir jeté de nombreuses *divisions* dans les muscles, génio-glosse et génio-hyoïdien, et s'être anastomosée en arcade avec la pareille branche de la linguale opposée, gagne l'isthme du gosier et la base de l'épiglotte où elle se termine en s'anastomosant avec des divisions épiglottiques de l'artère laryngée ; 3° une multitude de *rameaux* de moins en moins gros qui, s'échappant sous différents angles et à des distances variables du pourtour de cette artère, pénètrent immédiatement les diverses parties constituantes de la langue en s'anastomosant, d'une part, avec de semblables divisions de l'artère opposée, et d'autre part, avec des ramifications ascendantes de la sous-linguale du même côté.

Anastomoses.

Artère sublinguale

ou ranine.

Origine. Trajet, rapports, terminaison.

Née de la maxillaire externe, à cinq centimètres environ au dessous de l'artère dorsale de la langue, l'artère sublinguale se porte immédiatement en bas et en avant, entre le muscle mylo-hyoidien qui la recouvre et le ventre antérieur du digastrique qui la sépare des ganglions lymphatiques sublinguaux, jusqu'au niveau de la glande sublinguale dont elle cotoie ensuite le bord inférieur pour gagner le côté du frein de la langue où elle se termine par des *divisions muqueuses* et *gingivales* anastomotiques avec de semblables divisions de l'artère sous-linguale du côté opposé.

Divisions collaterales.

Dans son trajet, cette artère fournit un nombre variable de *rameaux* à la glande maxillaire qui la recouvre à son origine, aux ganglions sublinguaux au dessus desquels elle est placée, aux muscles, ptérygoïdien interne, mylo-hyoïdien, digastrique, génio-hyoïdien et génio-glosse, enfin, à la glande sublinguale et à la membrane muqueuse de la langue.

Divisions terminales.

Ses divisions terminales, qui n'ont point reçu de nom particulier dans les animaux, correspondent très exactement à celles que fournit dans l'homme l'*artère* dite du *filet*.

La sublinguale et la glosso-faciale sont les deux artères qui peuvent être lésées lors de l'ablation des ganglions lymphatiques sublinguaux.

Artère coronaire ou labiale inférieure.

Origine. Trajet, terminaison en deux branches.

Née à angle aigu de la maxillaire externe dont elle constitue la plus grosse et la plus longue de toutes les branches faciales, au niveau du bord inférieur du muscle maxillo-labial, l'artère coronaire inférieure descend par dessous le muscle alvéolo-labial jusqu'à la partie inférieure de la joue où elle se partage en *deux branches* : l'une *supérieure*, l'autre *inférieure*.

Branche inférieure : son trajet, ses anastomoses.

A. La *branche inférieure* descend en serpentant dans l'épaisseur de la lèvre inférieure où elle se termine en s'anastomosant ; d'une part, avec la branche mentonnière de la maxillo-dentaire ; et d'autre part, avec la coronaire du côté opposé.

Branche supérieure.

B. La *branche supérieure*, presque aussi considérable que la précédente, gagne la commissure des lèvres et se divise en *deux rameaux* flexueux : l'un, *labial supérieur* ; l'autre, *labial inférieur*.

Dans son trajet la coronaire inférieure fournit en outre un nombre variable de *rameaux* aux muscles, à la muqueuse et aux glandules de la joue.

Artère coronaire ou labiale supérieure.

Origine. Trajet, terminaison.

Cette artère, beaucoup moins considérable que la labiale inférieure, émane de la maxillaire externe à angle aigu, près du bord supérieur du muscle alvéolo-labial, et descend immédiatement avec le nerf sus-maxillaire dans l'épaisseur de la lèvre supérieure où elle se termine en s'anastomosant par inosculation et à plein canal avec une des principales divisions terminales de l'artère palato-labiale correspondante.

Rapports, et divisions collatérales.

Dans son trajet, l'artère labiale supérieure est successivement recouverte par les muscles, pyramidal des naseaux, sus-naso-labial et labial, auxquels elle donne un nombre indéterminé et variable de *divisions* dont quelques *unes* vont s'épuiser dans les glandules et les deux téguments de la lèvre.

Résumé du mode de distribution de l'artère maxillaire externe.

Divisions qu'elle fournit. Branches collatérales.

L'artère maxillaire externe se distribue :

1° Au pharynx, au larynx, au voile du palais et à la trompe d'Eustachi, par sa *branche pharyngienne ;*

2° Aux ganglions lymphatiques gutturaux, à la poche gutturale; aux muscles, stylo-maxillaire, digastrique, grand et petit kérato-hyoïdien, kérato-pharyngien, hyothyroïdien et ptérygoïdien interne, par un nombre variable de *rameaux* innominés qui proviennent isolément ou en commun de cette artère;

3° A la glande maxillaire, par un nombre indéterminé de *branches* courtes, mais assez volumineuses;

4° A la langue, au pilier supérieur du voile du palais, à l'isthme du gosier, à la partie antérieure du larynx, à la glande sous-linguale, aux muscles de la région sus-hyoïdienne, aux ganglions lymphatiques sublinguaux et aux gencives des dents incisives inférieures, par les *artères linguale* et *sous-linguale;*

5° A toutes les parties constituantes des joues, aux muscles et aux téguments de la face, par une multitude de *rameaux* sans noms particuliers et en nombre indéterminé, dont les principaux se plongent à différentes hauteurs dans le masseter;

6° Aux deux lèvres, par les *artères coronaires supérieure* et *inférieure;*

Branches terminales :

1° Branche descendante;

7° Aux ailes du nez, à la fausse narine, aux appendices inférieurs des cornets et au nerf maxillaire supérieur, par sa *branche* de terminaison *descendante;*

2° Branche ascendante.

8° Enfin, aux téguments de la racine du nez, au muscle lacrymal et à la paupière inférieure, par sa *branche* de terminaison *ascendante.*

Anastomoses de l'artère maxillaire externe.

L'artère maxillaire externe communique très largement, et pour ainsi dire à plein canal : 1° avec les deux artères *palato-labiales*, dans l'épaisseur de la lèvre supérieure; 2° avec l'artère *maxillo-dentaire*, au niveau du trou mentonnier; 3° avec l'artère *maxillaire externe* du côté opposé, dans l'épaisseur de la langue et sur la partie moyenne du maxillaire inférieur, par les *artères* du *filet;* 4° avec les artères *maxillo-musculaire* et *sous-zygomatique*, dans l'épaisseur du masseter; 5° avec les branches *ptérygo-musculaires*, *corono-condylienne*, *alvéolaire*, *staphyline* et *sus-maxillo-dentaire*, provenant de la gutturo-maxillaire; 6° avec le *rameau palpébro-lacrymal* de la sus-maxillo-dentaire, par sa branche de terminaison ascendante; 7° enfin, avec l'*artère nasale*, par sa branche de terminaison descendante.

Artère maxillo-musculaire.

Origine. Trajet, direction, terminaison. Née de la carotide externe à angle obtus et immédiatement au dessus du point où cette artère croise la direction de la grande branche de l'os hyoïde, en regard et à l'opposé de l'auriculaire postérieure, la maxillo-musculaire se porte immédiatement en bas, en avant et en dehors, dérobée par la parotide, jusqu'au niveau de l'insertion du muscle stylo-maxillaire où elle se termine par *deux* principales *branches* : l'une *externe* ou *massétérine*, l'autre *interne* ou *ptérygoïdienne*.

Divisions collatérales. Dans son trajet, cette artère fournit des *divisions* en nombre variable : à la poche gutturale avec laquelle elle est en rapport à son origine ; à la glande parotide qui la recouvre, et au muscle stylo-maxillaire dont elle cotoie le bord antérieur.

Divisions terminales : 1° Branche externe ; A. La *branche externe* ou *masséterine*, que sa position superficielle et son volume rendent très accessible au toucher, après s'être dégagée de dessous la parotide à laquelle elle donne quelques *rameaux*, descend obliquement sur le bord postérieur de la branche du maxillaire et sur la surface du muscle masseter dans lequel elle se plonge ensuite après avoir jeté quelques *divisions* très grêles dans le sous-cutané facial qui la sépare de la peau.

2° Branche interne. B. La *branche interne* ou *ptérygoïdienne* gagne le muscle sphéno-maxillaire auquel elle est spécialement destinée, en jetant un nombre indéterminé de *rameaux* dans la parotide, le muscle stylo-maxillaire et la poche gutturale.

Anastomoses de ces deux branches. Par ses deux branches de terminaison, la maxillo-musculaire s'anastomose largement avec les artères, sous-zygomatique, ptérygo-musculaires, bucco-labiale et glosso-faciale.

Artère auriculaire postérieure.

Destinée aux cartilages, aux ligaments, aux muscles et a la peau de l'oreille externe, au coussinet adipeux sur lequel repose la conque, à la parotide, aux muscles stylo-maxillaire et stylo-hyoïdien, à la poche gutturale, aux parois osseuses du crâne et à l'oreille interne, l'artère auriculaire postérieure naît de la carotide externe directement en regard et à l'opposé de la maxillo-musculaire qu'elle égale au moins en calibre. Destination. Origine.

A partir de son origine, cette artère se porte verticalement en haut et parallèlement au bord antérieur du muscle stylo-maxillaire, entourée par la glande parotide qu'elle traverse d'abord et en dessous de laquelle elle se place ensuite pour continuer son trajet ascendant le long de la poche gutturale et du muscle stylo-hyoïdien, jusqu'au niveau de l'apophyse mastoïde du temporal où elle se termine par *deux* ou *trois branches* longues et flexueuses qui montent sur la surface externe du cartilage conchinien. Trajet, direction, rapports, terminaison.

Dans son trajet, l'auriculaire postérieure fournit : 1° des *rameaux* en nombre variable, à la glande parotide, à la poche gutturale, aux muscles stylo-maxillaire et stylo-hyoïdien ; 2° l'artère *stylo-mastoïdienne*. Divisions collatérales. Artère stylo-mastoïdienne.

Cette dernière branche, à laquelle on a encore improprement donné le nom d'artère *tympanique*, naît à angle très aigu de l'auriculaire postérieure et monte obliquement en avant et en dedans entre la parotide et la poche gutturale auxquelles elle donne quelques *rameaux*, jusqu'au niveau de l'articulation temporo-hyoïdienne où Trajet, rapports. Divisions collatérales.

Divisions terminales, au nombre de trois principales.

elle se termine par *trois* principales *divisions*, savoir : a. Un *rameau auriculaire interne*, qui gagne l'intérieur de la conque, en longeant le conduit auditif et la face interne de la glande parotide, à laquelle il donne des ramuscules dont quelques *uns* se prolongent jusque dans le muscle parotido-auriculaire ; b. un second *rameau* qui monte verticalement, dans une rainure de la portion tubéreuse du temporal, accompagné d'un petit filet du nerf facial, pour gagner tout à la fois le tissu adipeux sous-conchinien, quelques uns des muscles de l'oreille externe, et pénétrer ensuite dans le conduit pariéto-temporal où il s'anastomose avec la branche mastoïdienne de l'occipitale et la temporale profonde postérieure ; c. le troisième *rameau*, ou *l'artère stylo-mastoïdienne* proprement dite, s'engage dans le trou pré-mastoïdien ou stylo-mastoïdien, parcourt l'aqueduc de Fallope avec le nerf facial, jette quelques *artérioles* excessivement ténues dans l'oreille interne, et s'y termine en s'anastomosant avec une division de l'artère basilaire ou de la cérébelleuse postérieure qui pénètre dans l'oreille avec le nerf précité.

Branches terminales de l'auriculaire postérieure, Ou artères conchiniennes.

Des *deux* principales *branches* par lesquelles l'auriculaire postérieure se termine en traversant le groupe des trois muscles cervico-auriculaires, et que l'on peut appeler *artères conchiniennes ; l'une*, la plus grêle, monte sur le côté externe de la conque en donnant une foule de *ramuscules* à ce cartilage, à la peau de l'oreille, au muscle cervico-auriculaire moyen et à la parotide ; l'*autre branche*, en se dégageant de dessous les muscles cervico-auriculaires dans lesquels elle jette de nombreuses *divisions*, se termine par *deux* ou *trois* longs *rameaux* qui montent parallèlement entre eux sur la surface externe de la conque, l'*un* en arrière, l'*autre* du côté interne, en fournissant une foule de petites *artérioles* à ce cartilage et à la peau qui le recouvre.

Le *rameau conchinien postérieur*, le plus volumineux des deux, est celui auquel il est assez facile de tâter le pouls dans les animaux à peau fine et d'une constitution très énergique.

TRONC TEMPORAL

ou artère temporale superficielle.

Divisions terminales de la carotide externe, au nombre de deux.

Synonymie.

Cette artère, à laquelle il convient de donner, comme dans l'homme, le nom de *temporale superficielle*, pour la distinguer des artères temporales profondes provenant de la maxillaire interne, est la moins considérable en longueur et en calibre des deux branches terminales de la carotide externe.

Origine.

Trajet, rapports, longueur, terminaison en deux branches.

A partir de son origine, la temporale superficielle monte verticalement le long du bord postérieur de l'os maxillaire, entre la parotide, la poche gutturale et le cordon sous-zygomatique du nerf facial qui croise sa direction, et, après un trajet de deux centimètres de longueur au plus, elle se termine par deux branches qui sont : les artères *sous-zygomatique* et *auriculaire antérieure*.

Divisions collatérales.

Les quelques *ramuscules collatéraux* que fournit parfois le tronc temporal, sont destinés à la parotide et à la poche gutturale.

Artère sous-zygomatique ;

Transversale de la face dans l'homme.

Divisions terminales du tronc temporal, au nombre de deux.

Origine.

Cette artère, qui tire son nom de ses rapports avec l'arcade zygomatique en dessous de laquelle elle se trouve placée dans une partie de son trajet, est la plus considérable des deux branches terminales de la temporale superficielle.

Trajet, direction, rapports.

Dès son origine, l'artère sous-zygomatique contourne obliquement d'arrière en avant et de dedans en dehors le col du condyle maxillaire, embrassée par les nerfs du plexus sous zygomatique et recouverte par la glande parotide de dessous laquelle elle se dégage presque aussitôt pour se placer sur le masseter dont elle parcourt d'abord la surface externe, à deux centimètres environ au dessous de l'arcade zygomatique, et dans lequel elle se plonge ensuite, en décrivant un coude, au niveau de l'angle temporal de l'œil.

Divisions collatérales.

Dans son trajet, l'artère sous-zygomatique, qu'accompagnent la veine de même nom et un petit cordon nerveux, fournit : 1° des *rameaux* en nombre indéterminé et sans noms particuliers, à la *parotide* et au *plexus nerveux sous-zygomatique ;* 2° plusieurs *branches massétérines*, dont une très volumineuse pénètre dans la partie postérieure du muscle masseter et va s'anastomoser très largement avec la division massétérine ou corono-condylienne de l'artère maxillaire interne qui traverse l'échancrure sigmoide du maxillaire ; 3° plusieurs *rameaux* longs et grêles qui s'accolent aux cordons nerveux émanés du plexus sous-zygomatique, et descendent dans le sous-cutané facial, jusqu'au niveau du bord antérieur du muscle masseter où ils s'anastomosent avec des divisions ascendantes de l'artère glosso-faciale : chacun des principaux cordons nerveux se trouve ordinairement compris entre deux de ces rameaux ; 4° une ou plusieurs *divisions ascendantes* qui, destinées aux muscles orbiculaire des paupières et zygomato-auriculaire, correspondent assez bien aux rameaux malaires de l'artère transversale de la face dans l'homme.

Après avoir donné toutes ces divisions, l'artère sous-zygomatique se plonge dans le masseter et s'y termine en contractant de nombreuses anastomoses avec les branches massétérines des artères maxillo-musculaire, et glosso-faciale. Terminaison. Anastomoses.

La position superficielle de l'artère sous-zygomatique, jointe à la facilité avec laquelle on peut la comprimer, rend compte du choix que l'on fait quelquefois de cette artère pour tâter le pouls et pratiquer l'artériotomie.

Artère auriculaire antérieure.

Cette artère, d'un calibre moins fort que la sous-zygomatique, avec laquelle elle forme la bifurcation terminale de la temporale superficielle, monte verticalement entre la face postérieure de l'articulation temporo-maxillaire, le conduit auditif, la poche gutturale et la parotide qui la recouvre, jusque sur la longue racine de l'apophyse zygomatique du temporal où elle se termine en donnant presque en même temps : 1° des *rameaux* en nombre variable qui contournent le bord supérieur de l'apophyse zygomatique du temporal pour se plonger dans le muscle crotaphite où ils s'anastomosent avec des divisions provenant des artères temporales profondes et mastoïdienne ; 2° des *divisions* en nombre variable, aux muscles, temporo-auriculaire externe, zygomato et parotido-auriculaires et au coussinet adipeux sur lequel repose l'oreille externe ; 3° un *rameau* qui, après avoir jeté quelques ténues *divisions* dans la parotide sous laquelle il est situé, monte le long du conduit auditif, et pénètre dans l'intérieur de la conque avec le nerf auriculaire interne du facial ; 4° enfin, une *division*

Origine. Trajet, rapports.

Divisions terminales.

sous-cutanée temporale, longue et grêle qui va, en traversant successivement la parotide et le plexus nerveux auriculaire antérieur, s'anastomoser avec le rameau adipeux de la temporale profonde antérieure et avec la branche surcilière de l'ophtalmique dans l'épaisseur du muscle temporo-auriculaire externe. Cette dernière division, qui correspond assez exactement à la *branche frontale* de la temporale superficielle de l'homme, est accompagnée par un cordon nerveux que fournissent les nerfs surcilier et lacrymal au plexus auriculaire antérieur.

Divisions collaterales. Les *branches collatérales* de l'artère auriculaire antérieure, assez nombreuses, mais courtes et ténues, sont destinées à la parotide, à la poche gutturale et à l'articulation temporo-maxillaire.

Près de son origine, l'auriculaire antérieure est embrassée par les branches sous-zygomatiques des nerfs facial et trijumeau.

Artères parotidiennes.

Origine. Trajet, terminaison. Variables dans leur nombre, leur calibre et leur mode d'origine, ces artères naissent de la carotide externe à differentes hauteurs et pénètrent immédiatement la glande parotide à laquelle elles empruntent leur nom : l'*une* de ces artères, la plus considérable de toutes, gagne, comme nous l'avons déjà dit, par un trajet flexueux l'extrémité inférieure de cette glande. Après avoir donné cette première branche parotidienne, la carotide externe fournit encore à la glande maxillaire quelques *rameaux* qui n'ont point reçu de noms particuliers.

Artères massétérines et ptérygoïdiennes.

Nous désignons sous ces deux noms génériques un nombre indéterminé de petits *rameaux* qui, naissant de la seconde des deux courbures de la carotide externe, gagnent les muscles masseter et ptérygoïdien interne en jetant des divisions dans la glande parotide. Origine. Trajet.

ARTÈRE MAXILLAIRE INTERNE

ou gutturo-maxillaire.

Deuxième branche terminale de la carotide externe.

Artère des parties profondes de la face, la maxillaire interne est évidemment, par sa direction et surtout par son calibre, la continuation réelle de la carotide externe dont elle constitue conséquemment la plus considérable des deux branches de terminaison. Origine. Destination.

Immédiatement après son origine, cette artère longue et rameuse se recourbe et s'enfonce en dedans du condyle de l'os maxillaire, gagne par un trajet oblique en avant en haut et en dedans et en décrivant deux grandes courbures successives, la base du crâne, puis pénètre dans le conduit sous-sphénoïdal qu'elle parcourt dans toute sa longueur, et descend ensuite en ligne directe le long de l'apophyse sous-sphénoïdale jusqu'au niveau de la protubérance maxillaire où elle se termine par *deux branches* qui sont : les artères *nasale* et *palato-labiale*. Trajet, direction, terminaison.

Depuis sa naissance jusqu'au crâne, l'artère gutturo-maxillaire répond successivement : *en dehors*, au muscle ptérygoïdien externe et aux branches, sous-zygomatique, linguale, ptérygo-musculaire et bucco-labiale du nerf maxillaire inférieur qui en croisent presque à angle droit la direction ; *en dedans*, à la muqueuse de la poche gut- Rapports : 1° En dehors ; 2° En dedans.

turale qui la maintient appliquée contre le muscle précité, au nerf mylo-hyoïdien et à quelques autres petits rameaux du nerf maxillaire inférieur, puis enfin, au muscle stylo-staphylin et au conduit guttural du tympan. Dans le reste de son étendue, cette artère est successivement en rapport : en premier lieu, avec les parois du canal osseux qu'elle parcourt; et en second lieu, avec le nerf maxillaire supérieur qui l'enveloppe de quelques unes de ses divisions : dans ces deux dernières parties de son trajet, l'artère maxillaire interne n'est accompagnée d'aucune veine.

Divisions collatérales : Avant son entree dans le conduit sous-sphénoidal ;

La gutturo-maxillaire donne successivement, et d'abord, depuis son origine jusques à son entrée dans le conduit sous-sphénoidal : les artères, *dentaire inférieure*, *ptérygoïdiennes*, *tympanique*, *méningée moyenne*, *temporale profonde postérieure*, *massétérine* et un nombre variable *d'artérioles innominées* qui se distribuent à l'origine du nerf maxillaire inférieur, à la poche gutturale, à la trompe d'Eustachi et au muscle stylo-staphylin.

Dans le conduit sous sphénoidal;

Dans le conduit sous-sphénoidal, la maxillaire interne ne donne ordinairement qu'une *artère*, nommée *temporale profonde antérieure ;* et depuis l'orifice inférieur de ce

Depuis sa sortie de ce conduit jusqu'à sa terminaison.

conduit jusques à ses deux branches terminales qui sont, ainsi que nous l'avons déjà dit, la *nasale* et la *palato-labiale*, elle fournit successivement, les artères, *ophthalmique*, *bucco-labiale*, *dentaire supérieure et staphyline*.

Artère dentaire inférieure

ou maxillo-dentaire.

Origine.

Née de la maxillaire interne vers le milieu de la première des deux grandes courbures que cette artère décrit en traversant l'espace intra-maxillaire, l'artère dentaire inférieure se porte immédiatement en avant en bas et en dehors, entre la face interne de la branche du maxillaire et le muscle ptérygoïdien interne auquel elle donne quelques *rameaux;* s'engage ensuite dans le canal dentaire inférieur dont elle parcourt toute la longueur, accompagnée du nerf et de la veine de même nom; fournit, dans cette seconde partie de son trajet, des *rameaux diploïques* qui se perdent dans le tissu spongieux du maxillaire, et des *rameaux dentaires* qui pénètrent dans les alvéoles, et de là, dans les dents molaires par les ouvertures que présentent leurs racines; puis cette artère se termine par *deux branches : l'une*, correspondant exactement à l'*artère mentonnière* de l'homme, sort par le trou mentonnier et vient se répandre dans la houppe du menton où elle s'anastomose avec la coronaire inférieure, branche de la maxillaire externe; *l'autre branche*, que nous nommerons *artère incisive*, continue le trajet primitif de la dentaire inférieure dans l'épaisseur de la partie moyenne du maxillaire où elle s'épuise en fournissant des *artérioles diploïques* et les *rameaux* des trois dents incisives et du crochet correspondant lorsqu'il existe.

Divisions collaterales.

Branches terminales au nombre de deux:

1° Branche mentonnière;

2° Branche incisive, trajet, divisions

Avant de pénétrer dans le conduit maxillaire, l'artère dentaire inférieure donne assez souvent aussi un long *rameau* qui descend dans le muscle mylo-hyoïdien en longeant le nerf lingual (*rameau mylo-hyoïdien*).

Artères ptérygoïdiennes

ou ptérygo-musculaires.

Très variables pour le nombre, le calibre et l'origine, elles se distribuent aux muscles stylo-staphylin et ptérygoïdiens, en s'anastomosant largement dans ces deux derniers avec les divisions des artères carotide externe,

Origine, nombre et calibre, variables.

Anastomoses.

maxillo-musculaire, temporale profonde postérieure, dentaire inférieure, et glosso-faciale.

Artère grande méningée, méningée moyenne

ou sphéno-épineuse.

Destination. Origine. Destinée à la dure-mère et à la table interne de quelques uns des os du crâne, cette artère, d'un petit calibre, naît de la gutturo-maxillaire, entre la tympanique et la temporale profonde postérieure qui la fournit parfois.

Trajet, rapports. A partir de son origine, la méningée moyenne monte obliquement en arrière, en longeant le côté externe de la branche maxillaire du nerf trijumeau auquel elle donne quelques *ramuscules* (nommés *rameaux du trijumeau* dans l'homme), pénètre ensuite dans le crâne par l'hiatus occipito-sphéno-temporal, se place sous la dure-mère, et se partage presque aussitôt en plusieurs *branches ascendantes*, *antérieures* et *postérieures* qui parcourent les sillons flexueux et rameux de la face interne du pariétal et de la portion écailleuse du temporal, en émettant une foule de *divisions* ramusculaires qui se perdent dans la méninge et dans les os précités.

Divisions collatérales. Divisions terminales.

Artère tympanique.

Destination. Origine variable Trajet, terminaison. Destinée au compartiment moyen de l'oreille, cette artère très grêle, mais constante, provient parfois de la méningée moyenne; elle monte entre la branche inférieure du nerf trijumeau et la trompe d'Eustachi, pénètre par la scissure de Glaser dans l'intérieur de la caisse tympanique et se distribue aux petits muscles que renferme cette cavité et à la membrane très ténue qui en tapisse les parois.

Artère temporale profonde postérieure.

Cette artère, de laquelle émanent parfois la tympanique et la méningée moyenne, naît de la maxillaire interne à angle obtus au niveau du contour antérieur de l'hiatus occipito-temporal ; elle monte ensuite obliquement en arrière, atteint bientôt l'orifice externe ou inférieur du conduit pariéto-temporal, s'introduit dans l'intérieur de ce conduit, y donne de nombreux *rameaux* qui pénètrent le muscle crotaphite où ils communiquent avec ceux des artères temporale profonde et auriculaire antérieures, et se termine ensuite en s'anastomosant par inosculation avec la branche mastoïdienne de l'artère occipitale.

Origine.

Trajet.

Terminaison anastomotique.

Artère massétérine

ou corono-condylienne.

Cette artère, dont le premier des deux noms indique la principale destination, naît à angle droit de la maxillaire interne, en avant de la temporale profonde postérieure qu'elle surpasse en calibre. A partir de son origine, elle se porte transversalement en dehors, au devant de l'articulation temporo-maxillaire, dans laquelle elle jette quelques *rameaux ;* traverse l'échancrure sigmoïde du maxillaire avec le cordon massétérin du nerf maxillaire inférieur et se plonge immédiatement dans le masséter où elle s'épuise et se termine en s'anastomosant avec les divisions massétérines de l'artère sous-zygomatique.

Origine.

Trajet, divisions collatérales.

Terminaison. Anastomoses.

Artère temporale profonde antérieure.

D'un assez fort calibre, elle naît de la maxillaire interne

Origine.

au passage de cette artère dans le conduit sous-sphénoï-

Trajet.

dal, parcourt la branche verticale de ce canal osseux, pénètre dans la fosse temporale, monte le long du crotophite, et se plonge ensuite dans ce muscle où elle

Terminaison. Anastomoses.

se termine en s'anastomosant avec des divisions des artères temporale profonde postérieure, auriculaire antérieure et mastoïdienne (branche de l'occipitale).

Divisions collatérales, leurs anastomoses.

Cette artère, de laquelle émane parfois la surcilière, fournit dans son trajet un nombre variable de *rameaux* qui gagnent : les *uns*, le tissu adipeux de la fosse temporale dans lequel ils se terminent, *rameaux adipeux ;* et les *autres*, le muscle temporo-auriculaire externe, où ils s'anastomosent avec des divisions des artères surcilière et auriculaire antérieure.

Artère ophthalmique

ou orbitaire de M. Girard.

Sa destination et les caractères généraux de ses divisions.

Spécialement destinée au globe de l'œil et à ses dépendances, l'artère ophthalmique est remarquable par la multiplicité, la ténuité et les flexuosités de ses divisions.

Origine. Trajet, direction, rapports.

Née de la gutturo-maxillaire [1], au moment même où cette artère atteint le fond de l'orbite, l'ophthalmique s'engage immédiatement dans la gaîne oculaire, et d'abord entre le nerf oculo-musculaire externe et la branche ophthalmique de la cinquième paire, puis entre les muscles droit supérieur et droit postérieur, en s'accollant au nerf palpébro-nasal, décrit une anse, pénètre dans le crâne par le trou orbitaire, parcourt de bas en

[1] Dans l'homme, l'artère ophthalmique emane de la carotide interne.

haut, et de dehors en dedans, la gouttière ethmoïdale; donne quelques *rameaux* qui se distribuent au lobe olfactif en s'anastomosant avec des divisions de l'artère cérébrale antérieure, et se termine ensuite par deux principales *branches*, l'une *méningienne*, et l'autre *nasale*.

Divisions collatérales de l'ophthalmique dans le crâne.

Terminaison par deux branches.

Depuis son origine jusqu'à son entrée dans le crâne, l'artère ophthalmique fournit un très grand nombre de *divisions* aussi variables dans leur origine que constantes dans leur distribution; les principales sont : les artères *lacrymale*, *surcilière*, *musculaire supérieure*, *musculaire inférieure*, *centrale de la rétine*, et *ciliaires*.

Divisions collatérales de l'ophthalmique avant son entrée dans le crâne.

Artère lacrymale.

Cette artère, qui, dans les animaux comme dans l'homme, constitue l'une des principales branches collatérales de l'ophthalmique, se porte obliquement en avant et en haut, le long des muscles droit supérieur et orbito-palpébral, auxquels elle donne plusieurs *divisions*, et se partage ensuite en un nombre indéterminé de *rameaux* qui se distribuent : les *uns*, à la glande lacrymale ; les *autres*, à la conjonctive et à la paupière supérieure, en s'anastomosant avec les divisions palpébrales de l'artère sus-orbitaire.

Origine.

Trajet, rapports, divisions collatérales.

Divisions terminales.

Anastomoses.

Dans son trajet, l'artère lacrymale est accompagnée du nerf lacrymal provenant de la branche ophthalmique du trifacial.

Rapports avec le nerf lacrymal.

Artère surcilière ou sus-orbitaire.

Cette artère, qui naît assez souvent en commun avec la lacrymale, se porte, accompagnée du nerf palpébro-frontal, en avant et en haut, le long des muscles droit supérieur et élévateur de la paupière supérieure

Origine variable.

Trajet, rapports.

Divisions collatérales. auxquels elle donne des *divisions*, traverse de dedans en dehors la gaîne oculaire, donne des *ramuscules* au périoste de la cavité orbitaire et à la trochlée du muscle grand oblique de l'œil, sort de l'orbite par le trou surcilier et se termine ensuite par un nombre indéterminé de *rameaux* flexueux qui se distribuent aux muscles orbiculaire des paupières, fronto-surcilier, temporo-auriculaire externe, et à la peau du front, en s'anastomosant avec des divisions des artères auriculaire et temporale profonde antérieures.

Terminaison.

Anastomoses.

Artères musculaires.

Au nombre de deux principales, l'une supérieure, l'autre inférieure.

Divisées en *supérieure* et en *inférieure*, eu égard à leur origine et à leur distribution.

1° Musculaire supérieure. Mode de distribution.

a. La *musculaire supérieure* se distribue aux muscles droit supérieur, élévateur de la paupière supérieure, droit externe, grand oblique, et droit postérieur. Dans le cas, assez commun, où cette branche artérielle vient à manquer, elle est remplacée par des *rameaux* qui proviennent de la lacrymale et de la surcilière.

Elle manque quelquefois.

2° Musculaire inférieure. Mode de distribution.

b. La *musculaire inférieure*, de laquelle il n'est pas rare de voir naître quelques artères *ciliaires antérieures*, se distribue aux muscles droit inférieur, droit interne, petit oblique, et droit postérieur, au coussinet adipeux de l'œil, et au corps clignotant. Elle fournit parfois aussi un petit *rameau* qui va, en accompagnant la division palpébrale du nerf palpébro-nasal, gagner la partie la plus déclive de la paupière supérieure où il se termine dans la peau.

Artères ciliaires.

Destination des unes et des autres

Les *unes*, spécialement destinées à la choroïde et aux

procès ciliaires, montent flexueuses le long du nerf optique jusqu'au globe de l'œil, où, après s'être contournées plusieurs fois sur elles-mêmes et s'être divisées en un nombre indéterminé de *rameaux* très ténus, elles traversent la sclérotique tout autour du nerf précité pour se répandre ensuite dans la choroïde. Les *autres*, correspondant très exactement aux artères ciliaires moyennes de l'homme, traversent la sclérotique vers le milieu de sa hauteur, et gagnent, en parcourant un certain trajet entre cette membrane et la choroïde, le cercle ciliaire. Parvenues à ce point, ces artérioles se bifurquent, pour s'anastomoser entre elles et former le *grand cercle artériel de l'iris;* de la concavité de cette anastomose circulaire partent ensuite de nombreuses *divisions* qui, en atteignant l'ouverture pupillaire, se bifurquent et s'anastomosent comme les premières pour former le *petit cercle artériel de l'iris.* Enfin, d'*autres artères ciliaires* provenant soit de la lacrymale ou des branches musculaires, traversent la sclérotique près de la cornée lucide, et vont se terminer au grand cercle artériel de l'iris. Ces dernières artères correspondent très exactement aux *ciliaires antérieures* de l'homme; tandis que les premières de toutes répètent très exactement, sinon par leur nombre, au moins par leur distribution, les *ciliaires postérieures* ou *courtes* de l'œil humain.

Trajet, direction, mode de division.

Grand cercle artériel de l'iris.

Petit cercle artériel de l'iris.

Chez le fœtus, le petit cercle de l'iris se prolonge presque jusqu'au centre de la membrane pupillaire à laquelle il donne des *ramuscules* d'une excessive ténuité.

Petit cercle artériel de l'iris chez le fœtus.

Artère centrale de la rétine.

Extrêmement déliée et rameuse, elle naît tantôt de l'ophthalmique, tantôt, et le plus souvent, de l'une des

Origine variable.

Trajet. artères ciliaires postérieures, pénètre obliquement dans le centre du nerf optique, et s'introduit ensuite avec les filets de ce nerf, dans l'intérieur du globe de l'œil où

Mode de terminaison. elle se partage immédiatement en un nombre indéterminé de *ramuscules* divergents qui se répandent dans

Artère de la capsule du cristallin et de la membrane hyaloide. la rétine. L'un de ces *ramuscules* traverse directement le corps vitré d'arrière en avant pour se porter à la capsule du cristallin où il se termine, après avoir fourni des divisions d'une ténuité excessive à la membrane hyaloide.

Branches terminales de l'ophthalmique.

Branche méningienne.

Destination. Elle se ramifie dans la dure-mère, et plus particulièment dans la faulx du cerveau, en décrivant de nom-

Anastomoses. breuses flexuosités et en s'anastomosant sur la ligne médiane avec la branche homologue de l'artère du côté opposé.

Branche nasale.

Trajet. Elle pénètre dans la fosse nasale correspondante, par un des trous de la lame criblée de l'ethmoïde, donne

Divisions collatérales. quelques *rameaux* très déliés à la muqueuse du sinus

Terminaison. frontal et se termine ensuite dans la portion de la membrane pituitaire qui revêt le haut de la cloison médiane

Anastomoses. du nez en s'anastomosant avec des divisions de l'artère nasale, l'une des deux branches de terminaison de la maxillaire interne.

Résumé sur la distribution de l'artère ophthalmique.

Destination. L'ophthalmique se distribue : aux parties essentielles et aux parties accessoires de l'appareil de la vision ; à la région frontale ; à la partie antérieure du cerveau ; à la méninge et aux fosses nasales.

Elle appartient : 1° aux parties essentielles de l'appareil visuel, par l'artère rétinienne, qui fournit tout à la fois à la rétine, à la membrane hyaloïde et à la capsule propre du cristallin, et par les artères ciliaires, qui se distribuent à la choroïde, aux procès ciliaires choroïdiens, à l'iris et au cercle ciliaire ; 2° aux parties accessoires de la vision, et d'abord, aux muscles moteurs du globe oculaire et à l'élévateur de la paupière supérieure, par les artères appelées musculaires; au corps clignotant, au coussinet adipeux du globe de l'œil et à la gaîne oculaire, par un nombre variable et indéterminé de ramuscules innominés provenant tantôt de l'ophthalmique directement, et tantôt de quelques unes des branches de cette artère ; à la paupière supérieure, aux muscles fronto-surcilier et temporo-auriculaire externe, à la conjonctive et à la peau du front, par l'artère sus-orbitaire ; à la glande lacrymale, par l'artère de même nom ; à la partie antérieure du cerveau, par ses rameaux olfactifs; à la faulx du cerveau, par sa branche méningienne ; aux sinus frontaux et aux fosses nasales proprement dites, par sa principale branche de terminaison, à laquelle on pourrait, comme dans l'homme, donner le nom d'*artère ethmoïdale*.

Elle appartient au globe de l'œil.

Elle appartient aux dépendances du globe oculaire.

Au cerveau,

A la méninge, aux sinus et aux fosses nasales.

Enfin, l'ophthalmique s'anastomose avec les artères auriculaire antérieure, temporale profonde antérieure, sus-maxillo-dentaire, carotide interne, nasale, et avec son homologue du côté opposé.

Anastomoses de l'ophthalmique.

Artère bucco-labiale, buccale

ou alvéolaire.

Origine. Trajet, mode de terminaison.

Elle naît de la maxillaire interne vers le milieu de la portion sous-orbitaire de cette artère, et descend avec le nerf bucco-labial, obliquement en avant et en dehors, entre la branche du maxillaire et le muscle ptérygoïdien interne, jusqu'au niveau de la tubérosité alvéolaire du grand sus-maxillaire où elle se termine par un nombre variable de *rameaux* qui se distribuent : aux glandes molaires supérieures, à la muqueuse de la joue et aux muscles alvéolo-labial et maxillo-labial dans l'épaisseur desquels ils s'anastomosent avec des divisions de l'artère maxillaire externe.

Divisions collatérales.

Dans son trajet, l'artère bucco-labiale fournit : 1° une longue *branche* au paquet adipeux qui occupe la fosse zygomato-maxillaire ; 2° un nombre variable de *rameaux* d'un gros calibre aux muscles ptérygoïdien interne et masseter. La *branche adipeuse* provient quelquefois de la gutturo-maxillaire directement.

Artère staphyline.

Elle manque parfois.

Cette artère, d'un très petit diamètre et dont l'existence est loin d'être constante, correspond assez bien à la *ptérygo-palatine* de l'homme.

Origine.

Née à angle aigu de la maxillaire interne en avant et à l'opposé de la dentaire supérieure, et parfois de la palato-labiale, l'artère staphyline, par un trajet oblique en avant et en bas le long de la crête ptérygo-palatine, gagne l'extrémité supérieure de la voûte palatine, y fournit quelques *ramuscules*, s'infléchit ensuite et

Trajet.

Divisions collatérales.

descend dans le voile du palais où elle se termine en s'anastomosant avec les divisions staphylines de la pharyngienne, branche de la glosso-faciale. Terminaison anastomotique.

Un petit cordon nerveux provenant de la branche sus-maxillaire du trifacial accompagne cette artère. Rapports.

Artère dentaire supérieure, sus-maxillo-dentaire

ou alvéolaire.

Née de la maxillaire interne, en avant et au dessus de l'artère bucco-labiale, la dentaire supérieure gagne immédiatement le conduit sus-maxillaire, dont elle parcourt toute la longueur avec le nerf maxillaire supérieur, et dans lequel elle se termine par *deux branches* très grêles. Origine. Trajet. Terminaison par deux branches.

Avant de s'engager dans le conduit osseux qui lui est destiné, cette artère fournit : 1° Un nombre variable de petits *rameaux* qui pénètrent dans la protubérance de l'os maxillaire; 2° une longue *branche sous-orbitaire* et mieux *lacrymo-palpébrale inférieure* qui se porte obliquement en avant, entre le plancher de l'orbite et la gaîne oculaire, pénètre ensuite dans cette gaîne, y jette quelques *ramuscules* et gagne en serpentant l'angle nasal de l'œil où elle se termine en donnant des *divisions* au réservoir lacrymal, au canal de même nom, aux conduits lacrymaux, à la caroncule lacrymale, et enfin, à la paupière inférieure dans laquelle elle s'épuise en s'anastomosant avec la branche de terminaison ascendante de la maxillaire externe. La branche sous-orbitaire provient quelquefois de la maxillaire interne directement. Divisions collatérales de cette artère avant son entrée dans le conduit sus-maxillaire.

Dans le conduit sus-maxillaire, l'artère dentaire supérieure fournit une multitude de petits *rameaux*, au nerf maxillaire supérieur, à la membrane du sinus maxillaire et aux dents molaires. Ces derniers, les plus gros de tous, Divisions qu'elle fournit dans le conduit sus-maxillaire.

pénètrent dans les alvéoles et se divisent en autant de *ramuscules* qu'il y a de racines pour chacune des dents.

Branches terminales. Mode de distribution.

Des deux *branches terminales* de la dentaire supérieure, *l'une* vient s'anastomoser sur la face avec l'artère maxillaire externe, *l'autre* va, en continuant le trajet primitif de l'artère dans l'épaisseur des os sus-maxillaires, fournir les *rameaux dentaires* du crochet supérieur et des trois incisives correspondantes, en accompagnant le cordon du nerf sus-maxillaire qui a la même destination.

Branches terminales de la maxillaire interne.

Artère nasale

ou sphéno-palatine.

Origine.

Principalement destinée à la membrane pituitaire et beaucoup moins considérable que la palato-labiale avec laquelle elle forme la bifurcation terminale de la maxillaire interne, cette artère se porte verticalement en

Trajet.

haut et en dedans, pour gagner le trou nasal qui la conduit dans la fosse nasale correspondante en arrière et en bas du méat moyen où elle se termine presque aussitôt par *deux branches* : l'une *externe*, l'autre *interne*.

Terminaison par deux branches.

1° Branche externe, trajet.

A. La *branche externe*, encore nommée *artère des méats et des cornets*, gagne immédiatement la paroi correspondante de la fosse nasale et couvre de ses nombreuses et anastomotiques *divisions* la membrane pituitaire qui revêt les cornets, les méats du nez, et les volutes ethmoïdales les plus inférieures.

Mode de distribution.

2° Branche interne, trajet.

B. La *branche interne* ou *artère de la cloison*, un peu moins considérable que la précédente, gagne la cloison médiane des fosses nasales et se ramifie dans la pituitaire qui tapisse cette cloison, en affectant une disposition réticulée tout à fait semblable à celle de la branche externe.

Mode de distribution.

Artère palato-labiale

ou palatine.

Cette artère, que l'on peut considérer, eu égard à sa direction et surtout à son calibre, comme la continuation réelle de la maxillaire interne, pénètre dans le conduit palatin dont elle parcourt toute la longueur, descend ensuite dans la scissure creusée le long du bord alvéolaire des os sus-maxillaires, recouverte par la muqueuse du palais et entourée de tous côtés par le grand plexus veineux sous-jacent à cette membrane, jusqu'au niveau de la dent incisive de coin; parvenue à ce point, l'artère palato-labiale se porte en dedans, en décrivant une grande courbure à convexité antérieure au dessus d'un petit prolongement du cartilage qui ferme les ouvertures incisives, et vient s'anastomoser par inosculation et à plein canal sur la ligne médiane avec la palato-labiale du côté opposé dont la disposition est exactement semblable.

Origine, trajet, rapports.

Anastomose par arcade des artères palato-labiales.

Du milieu de la convexité de cette grande arcade anastomotique, l'une des plus remarquables qu'il y ait dans l'économie animale, naît un tronc impair qui traverse immédiatement le trou incisif, pénètre dans la lèvre supérieure, y jette quelques *divisions* et se partage presque aussitôt en *deux branches* qui s'écartent, se recourbent et se portent en arrière pour aller l'une et l'autre s'anastomoser par inosculation avec l'artère coronaire supérieure correspondante, entre l'aile externe du nez et le bord libre de la lèvre.

Tronc incisif.

Divisions collatérales et terminales.

Dans leur trajet, chacune de ces deux branches terminales du tronc incisif émet de nombreuses et grosses *divisions* qui se distribuent : aux différentes parties constituantes de la lèvre supérieure et des ailes du nez ; aux

Mode de distribution des deux branches terminales du tronc incisif.

gencives des dents incisives, à la cloison nasale, aux parois de la fausse narine, et aux appendices inférieurs des cornets où elles s'anastomosent avec les divisions des artères nasale et glosso-faciale qui ont la même destination.

Anastomoses.

Dans sa portion buccale, l'artère palato-labiale fournit une foule de *divisions* qui se distribuent aux gencives des dents molaires et incisives qui lui correspondent, aux os et à la muqueuse du palais, au plexus veineux que cette membrane recouvre, au cartilage qui ferme les ouvertures incisives, et au cul-de-sac par lequel le petit canal de Jacobson se termine sous la muqueuse palatine.

Divisions collaterales naissant de la portion buccale de l'artère palato-labiale.

La palato-labiale est du petit nombre des artères qui n'ont point de veine satellite ; depuis son origine jusqu'au trou incisif, elle est seulement accompagnée du nerf palatin qui s'épuise complètement dans la membrane muqueuse du palais.

Point de veine satellite. Rapports avec le nerf palatin.

Si la position des deux palato-labiales, d'abord sur le côté, puis sur le milieu de la voûte palatine, en arrière et à une très petite distance de l'arcade incisive, indique très bien le point précis où doit être pratiquée la saignée au palais, l'anastomose par inosculation et à plein canal de ces deux artères, jointe aux larges communications qui existent entre elles et les deux artères glosso-faciales, indiquent suffisamment aussi quelles seraient les précautions à prendre pour se rendre maître d'une hémorrhagie qui aurait lieu par l'un ou par l'autre de ces quatre grands courants artériels provenant deux à deux de source différente.

Indications chirurgicales.

Résumé sur la distribution de l'artère maxillaire interne.

De la description qui précède, il résulte que la maxillaire interne est d'une haute importance physiologique, en raison de la multiplicité des divisions qu'elle émet, du grand nombre d'organes auxquels elle se distribue, et de la variété des anastomoses qu'elle contracte.

Mode de distribution :

C'est une artère qui embrasse dans son cercle rameux et anastomostique, pénètre, excite et nourrit en même temps tout ce qui, dans la tête, tient aux sens et en constitue la surface vivante d'impressions. Ainsi, elle envoie : 1° à l'oreille interne, l'artère tympanique; 2° à l'œil et à toutes ses dépendances, tels que muscles, paupières, voies lacrymales, l'artère ophthalmique et la branche sous-orbitaire de l'artère sus-maxillo-dentaire; 3° à l'appareil du sens de l'olfaction, l'artère nasale et la branche ethmoïdale de terminaison de l'ophthalmique; 4° au palais et au voile du palais, organes de gustation, les artères palato-labiale et staphyline; 5° enfin, aux lèvres, véritables organes de tact, les artères coronaires et les palato-labiales, qui se distribuent tout à la fois à la lèvre supérieure, aux ailes du nez, à la fausse narine et aux appendices inférieurs des cornets; et comme, dans les animaux surtout, le sens de l'odorat et le sens du goût sont intimement liés entre eux et aux actes primitifs des fonctions digestives, l'artère maxillaire interne concourt à établir cette liaison sympathique, en fournissant de nombreuses divisions aux organes passifs et actifs de la manducation.

Aux organes des sens;

Aux parois du crâne, aux membranes de l'encephale, au nerf trijumeau, et au cerveau.

Ajoutons encore que les parois osseuses du crâne, les enveloppes membraneuses de l'encéphale, le nerf trijumeau et le cerveau lui-même, reçoivent aussi des divisions de la maxillaire interne.

Anastomoses de la maxillaire interne.

Quant aux anastomoses de cette artère, indépendamment de toutes celles qui ont lieu entre la plupart de ses divisions à la surface et dans la profondeur des organes, elle en contracte encore de très nombreuses et de très larges avec une foule d'artères dont les principales sont, comme on le sait déjà : les auriculaires antérieure et postérieure, la branche mastoïdienne de l'occipitale, la sous-zygomatique, les ptérygo-musculaires provenant de la carotide faciale, la carotide interne, les coronaires des lèvres fournies par la glosso-faciale qui est aux parties superficielles de la face ce qu'est la maxillaire interne aux parties profondes de cette même région de la tête; enfin, sur la ligne médiane et dans plusieurs points, avec l'artère maxillaire interne dn côté opposé.

ARTÈRE OCCIPITALE.

Destination. Destinée à l'extrémité supérieure du cou, à la partie postérieure de la tête, à la méninge, à la moelle épinière et au mésocéphale, l'artère occipitale naît indifféremment à angle droit ou obtus de la carotide primitive dont elle est généralement la moyenne en calibre des trois branches terminales, tantôt un peu plus haut, tantôt un peu plus bas que la carotide interne avec laquelle il n'est pas rare de la voir se croiser à son origine.

Origine variable.

Trajet, rapports. Enlacée à sa naissance par les nerfs du plexus carotidien et accolée à la carotide interne, l'occipitale monte, par un trajet sensiblement vertical et légèrement flexueux, entre la glande maxillaire, la poche gutturale et les muscles fléchisseurs de la tête, en croisant obliquement la direction des nerfs trisplanchnique, pneumo-gastrique et trachélo-dorsal, en dehors desquels elle est située, pour gagner l'un des trous supérieurs de l'atlas dans lequel elle pénètre et se termine par *deux branches* qui constituent : l'une, l'artère *occipito musculaire*, et l'autre, l'artère *cérébro-spinale*.

Terminaison par deux branches.

Divisions collaterales. Dans son trajet, l'artère occipitale fournit : 1° des *di-*

visions innominées et en nombre variable, aux muscles fléchisseurs de la tête, à la glande maxillaire, aux ganglions lymphatiques gutturaux, et à la poche gutturale; 2° l'artère *pré-vertébrale;* 3° l'artère *mastoïdienne;* 4° enfin, l'artère *atloïdo-musculaire.*

Artère pré-vertébrale

ou méningienne postérieure.

Née de l'occipitale, à angle aigu, cette artère, d'un petit calibre, monte, par un trajet oblique en avant et légèrement flexueux, entre la poche gutturale et le muscle court fléchisseur de la tête, jusqu'à la base du crâne où elle se termine par *deux* principaux *rameaux : l'un* se distribue tout à la fois aux muscles fléchisseurs de la tête près de leur insertion et à la muqueuse de la poche gutturale; *l'autre* pénètre dans le crâne, tantôt par l'hiatus occipito-temporal, tantôt et le plus souvent par le trou sous-condylien, en s'accolant au nerf hypoglosse et à une des branches d'origine de la veine occipitale, pour aller se distribuer à la dure-mère. Origine. Trajet, rapports, divisions terminales.

Dans son trajet, l'artère pré-vertébrale donne des *divisions* aux muscles fléchisseurs de la tête, à la poche gutturale, aux ganglions lymphatiques sous-occipitaux, et à l'articulation atloïdo-occipitale. Divisions collatérales.

Artère mastoïdienne.

Née de l'artère occipitale, à angle aigu, au-dessus de la précédente, qu'elle surpasse de beaucoup en calibre, l'artère mastoïdienne se porte aussitôt par un trajet flexueux et oblique en avant, entre les muscles petit fléchisseur et petit oblique de la tête d'abord, puis entre le dernier de ces deux muscles, le ligament capsu- Origine. Trajet, direction, rapports.

laire de l'articulation atloïdo-occipitale et le bord postérieur de l'apophyse styloïde de l'occipital, jusqu'au niveau de l'apophyse mastoïde du temporal, parcourt une scissure inflexe qui lui est spécialement destinée, et pénètre ensuite dans le conduit pariéto-temporal où

Terminaison anastomotique.

elle se termine en s'anastomosant par inosculation et à plein canal avec la temporale profonde postérieure et une branche de l'artère stylo-mastoïdienne.

Divisions collatérales de la mastoïdienne :

Depuis son origine jusqu'à son entrée dans le conduit osseux où elle se termine, l'artère mastoïdienne donne :

1° Avant son entrée dans le conduit temporal ;

1° un nombre indéterminé de *divisions* à la poche gutturale et aux muscles petit droit, stylo hyoïdien et petit oblique de la tête ; 2° plusieurs *rameaux* à l'articulation atloïdo-occipitale ; 3° enfin, deux *divisions musculaires* longues et flexueuses qui se distribuent tout à la fois : aux muscles complexus, droits et petit oblique de la tête, à l'articulation atloïdo-occipitale, à la corde du ligament cervical, et au périoste de l'occipital, en s'anastomosant avec l'artère occipito-musculaire et avec de semblables divisions de l'artère mastoïdienne du côté opposé.

2° Dans le conduit temporal.

Dans le conduit pariéto-temporal, la mastoïdienne donne une foule de petits *rameaux*, au sinus veineux qui lui est accolé, à la tente du cervelet, à la faulx du cerveau, au diploé du pariétal et du temporal, et au muscle crotaphite dans l'épaisseur duquel ces rameaux s'anastomosent avec ceux des temporales musculaires, de l'auriculaire antérieure et de la maxillaire interne.

Anastomoses.

Artère atloïdo-musculaire

ou rétrograde.

Origine.

Née de l'occipitale, qu'elle égale presque en diamètre,

à l'opposé de la mastoïdienne, cette artère gagne, par un trajet ascendant et oblique en arrière, et en décrivant une courbure à convexité supérieure, la face inférieure de l'atlas ; puis traverse, en s'infléchissant, le trou dont est percée inférieurement l'apophyse transverse de cette vertèbre ; descend ensuite sur la face postérieure de cette apophyse, recouverte par le muscle grand oblique ; s'infléchit de nouveau sur le bord postérieur de cette éminence, et se porte en arrière pour aller s'anastomoser, par inosculation et à plein canal, avec la vertébrale du même côté, au niveau de l'articulation axoïdo-atloïdienne sur le ligament capsulaire de laquelle elle se trouve alors placée.

Trajet, direction, inflexions, rapports.

Terminaison anastomotique.

Cette artère, dont les flexuosités semblent avoir pour principal objet d'en permettre l'allongement dans les mouvements qu'exécute la tête sur les deux premières vertèbres du cou, fournit des *divisions,* en nombre indéterminé et sans noms particuliers, aux muscles fléchisseurs et grand oblique de la tête, mastoïdo-huméral, splenius et long transversal, au périoste de l'atlas et à l'articulation axoïdo-atloïdienne.

Usages des flexuosités que décrit cette artère.

L'anastomose si considérable qui existe, dans les monodactyles, entre chacune des artères atloïdo-musculaires et la vertébrale du même côté, explique très bien pourquoi on peut impunément, c'est à dire, sans compromettre en aucune façon l'existence de ces animaux, interrompre au même instant la circulation dans les deux artères carotides primitives.

Les vertébrales peuvent instantanément suppléer les deux carotides primitives.

Artère occipito-musculaire.

Branches terminales de l'occipitale.

L'artère occipito-musculaire, la plus considérable des deux branches terminales de l'occipitale, sort, immédiate-

Trajet, rapports.

ment après sa naissance, par le plus supérieur des trois trous dont est percée, en haut, l'apophyse transverse de l'atlas, et pénètre aussitôt, accompagnée de sa veine satellite et de la branche supérieure de la première paire nerveuse cervicale, dans l'interstice des muscles droits et obliques de la tête où elle se partage en un nombre indéterminé de *rameaux*, sans noms particuliers, qui se distribuent aux parties musculeuses, ligamenteuses et tégumentaires de la nuque et de l'extrémité supérieure du cou. Parmi ces rameaux, *les uns* se plongent dans les muscles complexus, droits et obliques de la tête où ils se terminent en s'anastomosant avec des divisions de la branche mastoïdienne ; *les autres*, plus superficiels et moins forts que les précédents, s'enlacent autour de la corde du ligament sus-épineux cervical, y jettent quelques *ramuscules* et s'anastomosent ensuite sur la ligne médiane avec les divisions homologues de l'artère du côté opposé ; *quelques autres* répandent leurs divisions dans la peau et dans l'origine des muscles cervico auriculaires où ils s'épuisent en communiquant avec ceux que l'auriculaire postérieure fournit à ces mêmes muscles. Enfin, une *dernière division*, remarquable par son calibre, sa longueur et son trajet rétrograde, s'engage entre les muscles splenius et long transversal, y jette quelques *rameaux* et se termine ensuite dans le grand complexus en s'anastomosant avec la cervicale supérieure, branche du tronc brachial correspondant.

Divisions collatérales et terminales de l'artère occipito-musculaire.

Anastomoses : 1° des deux artères occipito-musculaires droite et gauche,

2° Avec l'auriculaire postérieure,

3° Avec la cervicale postérieure.

Artère cérébro-spinale,

cérébrale postérieure de M. Girard.

Destination.

Spécialement destinée à la moelle épinière, au cervelet, au mésocéphale et à la partie postérieure du cerveau, l'artère cérébro-spinale offre une si parfaite analogie avec les rameaux spinaux de l'artère vertébrale, que, dans certaines espèces d'animaux, on la voit faire suite, comme dans l'homme, à cette dernière artère et non à l'occipitale, comme cela a presque toujours lieu dans les animaux solipèdes. Analogie avec les rameaux spinaux de la vertébrale.

Immédiatement après sa naissance cette artère, que nous proposons de nommer *cérébro-spinale* en raison de sa destination, pénètre, accolée à sa veine satellite et au premier nerf spinal du cou, dans le canal vertébral par le plus interne des trous supérieurs de l'atlas; là, elle s'infléchit, et se porte flexueuse en avant et en dedans, traverse bientôt la gaîne méningienne avec les filets d'origine du nerf précité auquel elle donne quelques *ramuscules*, gagne, en conservant sa direction primitive, la face inférieure de la moelle épinière qu'elle couvre de ses *divisions ramusculaires*, et le long de laquelle elle s'avance ensuite jusqu'au niveau du bulbe rachidien où elle se termine par *deux branches* : l'une *antérieure* ou *ascendante*, l'autre *postérieure* ou *descendante*, qui, après un trajet d'une longueur variable, s'anastomosent, par convergence et sur la ligne médiane, avec les deux branches correspondantes de la cérébro-spinale du côté opposé, pour former *deux* petits *troncs artériels* impairs : l'un *antérieur* ou *basilaire*, l'autre *postérieur* ou *spinal*. Trajet, inflexions, rapports. Divisions collatérales. Terminaison par deux branches. Mode de formation des deux troncs artériels, basilaire et spinal.

De cette double anastomose par convergence entre les branches terminales des deux artères cérébro-spinales, droite et gauche, résulte une espèce de losange artériel très allongé dont l'aire est traversée, tantôt par un lacis de *ramuscules* chevelus qui pénètrent la moelle; tantôt par plusieurs gros *rameaux* flexueux qui établissent de nouvelles et larges communications entre ces quatre branches artérielles.

Tronc spinal ou médian.

Trajet, rapports, divisions collatérales.

Pourquoi ce tronc conserve son même calibre.

Le *tronc spinal*, qui descend sur le milieu de la face inférieure de la moelle qu'il couvre et pénètre de ses *ramuscules* chevelus et circonflexes, s'épuiserait bientôt s'il ne recevait, de distance en distance et par ses côtés, des rameaux de renforcement provenant : au cou, de l'artère vertébrale; au dos et aux lombes, des artères intercostales et lombaires.

Tronc basilaire

ou artère mésocéphalique.

Définition.

Trajet, limites.

Branches terminales, au nombre de deux.

Résultat de l'anastomose par convergence des branches de terminaison ascendantes des deux artères occipitales droite et gauche, le tronc basilaire s'étend, le long de la ligne médiane, depuis le milieu ou le tiers postérieur environ du bulbe de la moelle, jusqu'au bord antérieur de la protubérance annulaire du mésocéphale où il se termine par deux branches qui ont reçu le nom d'*artères cérébrales postérieures.*

Divisions collaterales.

De la partie supérieure de ce tronc impair, naissent une foule de *ramuscules* chevelus qui pénètrent dans le bulbe de la moelle et dans la protubérance annulaire par le sillon médian. De chacun de ses côtés se détachent : 1° L'*artère cérébelleuse postérieure;* 2° une succession d'*artérioles* innominées qui vont, en se ramifiant et s'anastomosant entre elles sur le névrilème de la moelle et de la protubérance annulaire, gagner : les *unes*, les extrémités centrales des nerfs oculo-moteur externe, trijumeau, facial et acoustique; les *autres*, les origines des nerfs glosso-pharyngien, pneumo-gastrique, accessoire de Willis, et hypoglosse. Les rameaux destinés aux quatre derniers de ces nerfs proviennent très souvent de la branche ascendante de l'artère cérébro-spinale.

Artère cérébelleuse postérieure.

Née du tronc basilaire, à angle droit, derrière le nerf oculo-moteur externe, et très rarement au même niveau que celle du côté opposé, la cérébelleuse postérieure se contourne immédiatement autour du bulbe de la moelle, en arrière des nerfs oculo-moteur externe, acoustique et facial; fournit un *rameau* très délié qui pénètre avec ce dernier nerf dans l'intérieur de l'oreille, croise le corps restiforme, jette quelques divisions dans le plexus choroïde qui la recouvre, et se partage ensuite en un nombre variable de *rameaux ascendants* et *descendants* qui se distribuent au cervelet en s'anastomosant avec de semblables rameaux de la cérébelleuse antérieure correspondante et de la cérébelleuse postérieure du côté opposé.

Origine. Trajet, rapports. Divisions collaterales. Divisions terminales. Leurs anastomoses.

Le rameau destiné au nerf facial provient assez souvent du tronc basilaire lui-même.

Artères cérébrales postérieures.

Branches terminales du tronc basilaire.

Nées de l'extrémité antérieure du tronc basilaire dont elles constituent les deux branches de terminaison, les cérébrales postérieures se séparent l'une de l'autre à angle aigu, et se dirigent aussitôt en avant et en dehors, sur les côtés de la scissure inter-pédonculaire du cerveau, jusqu'au niveau du nerf oculo-moteur externe où chacune d'elles se termine en s'anastomosant par inosculation et à plein canal avec l'artère communicante postérieure du même côté.

Origine. Trajet, direction. Terminaison anastomotique.

Divisions collaterales.

Dans leur court trajet, chaque artère cérébrale postérieure fournit : 1° Une foule de *ramuscules* chevelus qui pénètrent dans la substance du cerveau par le fond du sillon inter-pédonculaire ; 2° des *rameaux* en nombre variable qui vont, en contournant obliquement le pédoncule cérébral, se distribuer aux tubercules quadrijumeaux, à la valvule de Vieussens, et au cervelet ; 3° enfin la *cérébelleuse antérieure*, qu'il serait peut-être plus rationnel, eu égard à son fort calibre, de ranger parmi les branches de la communicante postérieure.

Artère cérébelleuse antérieure.

Origine.

Née de la cérébrale postérieure, au point où cette artère se réunit à la communicante postérieure, à angle obtus, en arrière et en dedans de l'origine du nerf oculo-moteur externe, la cérébelleuse antérieure se porte obliquement en arrière et contourne de dedans en dehors le pédoncule cérébral dans le sillon qui le sépare de la protubérance annulaire ; parvenue à l'extrémité de ce sillon, elle se partage en un nombre indéterminé de *rameaux* qui se distribuent : les *uns*, au cervelet ; les *autres*, aux tubercules quadrijumeaux et à la valvule de Vieussens.

Trajet, rapports.

Résumé sur la distribution des artères de l'appareil auditif.

Cinq artères.

L'appareil de l'ouïe reçoit cinq artères principales : deux sont destinées à l'oreille externe, et trois à l'oreille interne.

Mode de distribution des artères de l'oreille externe.

Les deux premières, ou les artères auriculaires proprement dites, naissant, la postérieure de la carotide externe, et l'antérieure, du tronc temporal, se distribuent, tout à la fois, aux cartilages, au coussinet adipeux, aux muscles, à la peau de l'oreille externe et au conduit auditif. Le fort calibre que ces artères présentent dans les animaux, semble être spécialement en rapport avec la rapidité, l'énergie, l'étendue, la variété et la fréquence des mouvements qu'exécute, chez eux, l'oreille externe en tant que organe d'audition et d'expression faciale.

Les trois artères de l'oreille interne, dont la ténuité semble si bien coincider avec celle des parties délicates auxquelles elles se distribuent, sont : 1° l'artère stylomastoidienne, qui, née de l'auriculaire postérieure, parcourt l'aqueduc de Fallope avec le nerf facial auquel elle est spécialement destinée ; 2° l'artère tympanique, qui, naissant de la gutturo-maxillaire, se distribue aux osselets et aux petits muscles que renferme l'oreille moyenne ou le tympan, et à la membrane qui en tapisse les parois; 3° enfin, l'artère labyrinthique qui, provenant, soit du tronc basilaire, soit de la cérébelleuse postérieure correspondante, pénètre avec le nerf acoustique dans le labyrinthe, où elle se distribue et se termine. Mode de distribution des trois artères de l'oreille interne.

ARTÈRE CAROTIDE INTERNE,

cérébrale antérieure de M. Girard.

La carotide interne est spécialement destinée au cerveau. Née de la carotide primitive, dont elle est, tantôt la moins considérable, et tantôt la moyenne en calibre des trois branches terminales, en avant et tout près de l'artère occipitale, la carotide interne gagne, en parcourant un trajet oblique de bas en haut et d'arrière en avant et légèrement flexueux, sous la glande maxil- Destination: Origine. Calibre variable. Trajet, direction et rapports de cette artère avant son entrée dans le crâne.

laire, entre les muscles fléchisseurs de la tête et la muqueuse de la poche gutturale qui l'enveloppe en commun avec le ganglion cervical supérieur du grand sympathique, la base du crâne. Parvenue à ce point, elle décrit une grande courbure à convexité antérieure et pénètre immédiatement, par le trou déchiré antérieur, dans le sinus caverneux, avec les deux cordons ascendants du ganglion guttural, y décrit une seconde courbure dont la convexité est tournée en arrière, s'anastomose, par une branche transverse, flexueuse et souvent réticulée, avec la carotide interne du côté opposé; puis elle se porte en avant, en longeant le nerf de la sixième paire auquel elle est interne, perce la dure-mère au niveau de la partie antérieure du corps pituitaire, en s'infléchissant de bas en haut, se place sous l'arachnoïde, et se termine ensuite par *trois* principales *branches*, qui sont : les artères *cérébrale antérieure*, *cérébrale moyenne*, et *communicante postérieure*.

Trajet, courbures, rapports et anastomose dans le sinus caverneux.

Terminaison par trois branches.

Divisions collaterales.

Depuis son origine jusqu'à son entrée dans le sinus caverneux, la carotide interne ne fournit ordinairement aucune division; aussi conserve-t-elle le même diamètre dans toute cette partie de son trajet.

Dans le sinus caverneux, où elle semble être en contact immédiat avec le sang veineux, cette artère fournit plusieurs *divisions ramusculaires* qui se distribuent : à la dure-mère, au corps pituitaire, à la branche sus-maxillaire de la cinquième paire, et au nerf oculo-moteur externe.

Anomalie. Sur un cerveau injecté, que M. Goubaux, chef de service d'anatomie, a eu l'obligeance de mettre à ma disposition, il existait deux carotides internes du côté droit : l'une d'elles se comportait à la manière ordinaire; tandis que l'autre, un peu moins forte, mais aussi longue que la précédente, à côté de laquelle elle prenait son origine, pénétrait dans le crâne par un trou particulier pratiqué sur le côté du prolongement sous-occipital, et allait se réunir au tronc basilaire, à quelques millimètres en arrière de la protubérance annulaire du mésocéphale.

Cérébrale antérieure.

Branches terminales de la carotide interne.

Synonymie.

Encore nommée *artère du corps calleux*, *mésolobaire* et *lobaire antérieure*, cette artère se porte obliquement en avant et en dedans, le long de la commissure des nerfs optiques, jusqu'à l'origine de la grande scissure interlobaire, où elle se termine en s'anastomosant par convergence [1] avec la cérébrale antérieure du côté opposé.

Trajet.

Terminaison anastomotique.

Divisions collaterales.

Dans leur court trajet, chacune des deux artères cérébrales antérieures fournit : *en dedans*, des *ramuscules* chevelus au chiasma ; *en dehors*, deux ou trois *divisions* qui gagnent, à la faveur de la scissure de Sylvius, la partie moyenne du lobe cérébral où elles se terminent ; et *en avant*, deux petits *rameaux* qui, naissant ordinairement d'un tronc commun, se distribuent : l'*un*, à la dure-mère ; l'*autre*, à la couche olfactive.

Tronc impair résultant de l'anastomose des deux cerebrales antérieures.

De l'anastomose par convergence des artères cérébrales antérieures, droite et gauche, résulte un petit *tronc* impair, qui, après avoir parcouru un trajet ascendant et inflexe, de trois à quatre centimètres de longueur environ, entre les deux lobes cérébraux auxquels il fournit plu-

[1] Chez l'homme, c'est par une courte branche transverse, nommée *communicante antérieure*, que les deux artères cerebrales antérieures communiquent ordinairement entre elles.

Divisions collaterales. sieurs *divisions*, se partage en *deux branches*, l'une *gauche* et l'autre *droite*. Chacune de ces branches s'in-

Branches terminales. fléchit de bas en haut, et se porte ensuite, en décrivant une courbure à concavité inférieure, et en longeant le côté interne du lobe cérébral, jusque vers l'extrémité postérieure de ce lobe, où elle se termine par un nombre indéterminé et variable de *divisions* flexueuses qui

Anastomoses. s'anastomosent avec celles de la communicante postérieure correspondante.

Divisions collaterales. Dans leur trajet, chacune de ces artères fournit une succession de *divisions ascendantes* et *descendantes* qui se distribuent : les *premières*, au lobe cérébral du côté

Anastomoses. correspondant, en s'anastomosant avec les divisions terminales de l'artère cérébrale moyenne ; et les *secondes*, au corps calleux.

Artère cérébrale moyenne

ou lobaire moyenne.

Trajet. Plus considérable que la précédente, l'artère céré-

Divisions collatérales. brale moyenne s'engage immédiatement dans la scissure de Sylvius, y fournit un assez grand nombre de *rameaux* qui pénètrent la couche grisâtre de substance cérébrale comprise entre les deux racines du lobe olfactif, et se

Divisions terminales. partage ensuite en *quatre* ou *cinq branches* longues et flexueuses qui se distribuent aux trois portions, antérieure, moyenne et postérieure, du lobe cérébral, en

Anastomoses. s'anastomosant entre elles et avec les divisions terminales des artères cérébrale antérieure et communicante postérieure correspondantes.

Artère communicante postérieure

ou communicante de Willis.

Née de la carotide interne, à angle droit ou obtus, en arrière de la cérébrale moyenne qu'elle égale et surpasse même quelquefois en calibre, l'artère communicante postérieure se porte immédiatement en arrière le long du pédoncule cérébral, en donnant de nombreux *ramuscules* au tuber cinereum et à la tige susphénoidale, et se partage ensuite en *deux branches*. L'*une*, la moins considérable va, en cotoyant l'espace inter-pédonculaire, dans lequel elle jette une foule de petits *rameaux* chevelus, s'anastomoser par inosculation et à plein canal avec la cérébrale postérieure correspondante, au niveau du nerf oculo moteur commun; l'*autre* branche contourne d'avant en arrière le pédoncule cérébral, pénètre ensuite dans la grande fente cérébrale, et s'y réfléchit aussitôt de bas en haut pour gagner l'extrémité postérieure du lobe cérébral où elle se répand en s'anastomosant avec les divisions de l'artère cérébrale moyenne du même côté.

Origine.

Trajet.

Divisions collaterales.

Branches terminales, au nombre de deux.

Leurs divisions.

Leurs anastomoses.

Dans son trajet, cette dernière branche fournit de nombreux *rameaux* : au pédoncule cérébral, au nerf optique, aux tubercules quadrijumeaux, au plexus choroïde du cerveau, au conarium, à la protubérance cylindroïde, et à la couche optique.

Artère choroïdienne antérieure.

Division terminale supplémentaire de la carotide interne.

Née, à angle droit, de la carotide interne, entre la communicante postérieure et la cérébrale moyenne qui la fournit parfois, cette artère très grêle, mais constante,

Origine variable.

Trajet.

Divisions collaterales.

se porte immédiatement en arrière et en dehors, le long du nerf optique et du pédoncule cérébral auxquels elle donne une foule de *ramuscules*, pénètre dans le ventricule latéral par le côté interne de la grande fente cérébrale, fournit des *divisions* à la corne d'Ammon, et se termine dans le plexus choroïde du cerveau en s'anastomosant avec des rameaux de la communicante postérieure, qui ont la même destination.

Terminaison anastomotique.

Résumé sur le mode de distribution des carotides primitives.

Destination.

Les carotides primitives sont destinées aux divers organes qui occupent la région cervicale inférieure, à la nuque et à la tête tout entière.

Mode de distribution des divisions collatérales des carotides primitives.

Ces deux longues et importantes artères appartiennent à la région cervicale inférieure, par un nombre indéterminé et variable de branches collatérales, qui se distribuent : à la trachée, à l'œsophage, à la plupart des muscles cervicaux inférieurs, aux corps thyroides, au larynx et à la peau du cou.

Anastomoses.

Dans toute l'étendue de leur trajet, les carotides primitives sont mises en communication l'une avec l'autre, par les nombreuses anastomoses qui existent entre les artères trachéales et œsophagiennes droites et gauches.

Mode de distribution des trois branches terminales de chaque carotide primitive.

1° Artère occipitale.

Destination.

A. L'*artère occipitale*, la moyenne en calibre des trois branches par lesquelles se termine chacune des deux carotides primitives, se distribue : 1° aux muscles fléchisseurs de la tête et à la dure-mère, par son rameau prévertébral ; 2° aux muscles droits et obliques de la tête, aux deux complexus grand et petit, à l'articulation atloïdo-occipitale, à la corde du ligament sus-épineux cervical, aux muscles cervico-auriculaires et à la peau de la nuque, par sa branche occipito-musculaire ; 3° aux parois osseuses du crâne et à la méninge, par sa branche mastoïdienne; 4° enfin, à la moelle épinière, au bulbe rachidien, à la protubérance du mésocéphale, au cervelet et à l'oreille interne, par sa branche cérébro-spinale, qui se confond, comme on le sait, sur la ligne médiane, à la branche homologue de l'occipitale du côté opposé, pour former le tronc basilaire.

Anastomoses de l'occipitale.

L'artère occipitale communique très largement, et pour ainsi dire à plein canal : *en arrière*, avec la vertébrale du même côté, par sa branche atloïdo-musculaire, et avec la cervicale supérieure, par les divisions rétrogrades de sa branche occipito-musculaire déjà nommée; *en avant*, et en premier lieu, avec l'auriculaire postérieure naissant de la carotide externe, et avec la temporale profonde postérieure provenant de la gutturo-maxillaire, par sa branche mastoïdienne ; et en second lieu, avec l'occipitale du côté opposé, par les deux divisions terminales de sa branche cérébro-spinale, dont l'une va former le tronc basilaire, et l'autre le tronc spinal, qui descend sur le milieu de la face inférieure de la moelle épinière.

2° Carotide interne.

B. La *carotide interne*, qui constitue encore une des branches terminales des carotides primitives, appartient exclusivement au cerveau. Elle communique à plein canal : *en arrière*, avec la cérébrale postérieure fournie par le tronc basilaire, au moyen de sa branche appelée communicante; *en avant*, avec les rameaux que fournit au lobe olfactif la branche ethmoïdale de l'ophthalmique, par la cérébrale antérieure; enfin, *sur la ligne médiane*, et dans une foule de points, la carotide interne communique si largement avec son homologue du côté opposé, que ces deux artères peuvent très facilement se suppléer.

Destination.

Anastomoses.

3° Carotide externe.

Destination de ses divisions.

C. La *carotide externe*, la plus considérable des trois branches par lesquelles se termine chacune des carotides primitives, émet un très grand nombre de divisions qui se distribuent : à la face, aux parois du crâne, aux enveloppes membraneuses du cerveau, aux appareils de l'ouie, de la vue, de l'odorat, du goût et du tact, et aux divers organes passifs et actifs auxquels sont confiés les premiers actes des deux grandes fonctions respiratoire et digestive.

Artères de la face Leur division en superficielles et en profondes.

Les artères de la face, dont le nombre et surtout le calibre semblent si bien en rapport avec la grande vitalité et l'activité des divers organes auxquels elles se distribuent, peuvent être divisées en *superficielles* et en *profondes*.

1° Artères superficielles de la face et du crâne.

1° Les principales artères superficielles de la face sont : la maxillaire externe, fournie par la carotide externe ; la sous-zygomatique, provenant du tronc temporal ; la branche massétérine de l'artère maxillo-musculaire, et les divisions sous cutanées de la branche sous-orbitaire ou lacrymo palpébrale, fournie par l'artère sus-maxillo-dentaire. A toutes ces artères, qui, comme on le voit, naissent de différentes sources, nous joindrons encore celles de l'extérieur du crâne, dont les principales sont : les divisions frontales et temporales des artères surcilière, auriculaire et temporale profonde antérieures.

2° Artères profondes de la face.

2° Quant aux artères profondes de la face, elles émanent de la glosso-faciale et de la gutturo-maxillaire, à la description desquelles nous renvoyons pour l'exposé du mode de distribution de toutes les branches qu'elles fournissent aux enveloppes membraneuses de l'encéphale et aux organes de la respiration, de la digestion et des sens.

Nous ajouterons seulement ici que, de chaque côté

de la face, toutes les artères, quel que soit, d'ailleurs, leur point d'origine, communiquent très largement entre elles, soit à la surface, soit dans la profondeur des diverses parties auxquelles elles sont destinées; que les artères d'un côté, tout aussi bien en plan superficiel qu'en plan profond, ne communiquent pas moins largement avec celles du côté opposé; qu'enfin, toutes les artères superficielles et profondes sont liées entre elles par des anastomoses si nombreuses et si larges que, dans les hémorrhagies artérielles de la face, il est absolument nécessaire de pratiquer deux ligatures à l'artère qui a été ouverte.

Communications entre toutes les artères de la face indistinctement.

Considérations générales sur les artères encéphaliques.

Dans les animaux solipèdes, l'encéphale reçoit le sang de six branches artérielles principales, qui sont: les deux carotides internes, les deux occipitales et les deux vertébrales : les quatre premières proviennent, comme on le sait, par paires, des carotides primitives, et les deux dernières des troncs brachiaux directement.

Nombre des principales artères qui portent le sang à l'encéphale.

Les artères encéphaliques sont remarquables : 1° par leur calibre, dont la grosseur, dans les animaux, semble bien plutôt coïncider avec l'importance et l'incessance des fonctions de l'encéphale, qu'avec le volume de cette partie du grand appareil de l'innervation; 2° par leur position profonde avant leur entrée dans le crâne, et par leurs nombreuses courbures au moment où elles pénètrent dans cette cavité; 3° par l'absence de branches collatérales et même de rameaux d'un fort calibre; 4° par la multiplicité de leurs divisions terminales, par leur situation entre les os de la base du crâne et la masse nerveuse encéphalique, et par le grand nombre de flexuosités

Dispositions remarquables qu'offrent ces artères.

que décrivent toutes ces divisions; 5° par les nombreuses et larges anastomoses que toutes ces artères contractent entre elles, d'un même côté et d'un côté à l'autre, et de l'ensemble desquelles résulte, dans les animaux comme dans l'homme, un polygone artériel, d'où partent, comme d'un centre, toutes les artères qui se distribuent au cerveau, au cervelet, au mésocéphale et au bulbe rachidien; 7° enfin, par la ténuité presque capillaire, à laquelle sont réduites la plupart de ces artères, au moment où elles pénètrent dans la substance cérébrale.

Usages des dispositions qu'affectent les artères encéphaliques.

L'ensemble de ces dispositions indique clairement, comme on le voit, que tout a été admirablement combiné pour assurer et régulariser la circulation dans l'encéphale, pour la rendre aussi peu compromettante que possible à l'intégrité de l'organe; enfin, pour en varier l'étendue, la restreindre, l'augmenter et la mettre, en un mot, en rapport avec les fonctions importantes et délicates du centre nerveux, que ces artères enlacent, traversent, pénètrent, excitent et nourrissent.

ARTÈRES DU MEMBRE THORACIQUE.

TRONC BRACHIAL GAUCHE.

Trajet thoracique et axillaire. Rapports, terminaison.

D'un calibre moins considérable que le tronc brachiocéphalique, le tronc brachial gauche gagne, en décrivant une courbure à convexité supérieure sous le feuillet gauche du médiastin antérieur qui le maintient successivement accolé à la trachée, au canal thoracique et à l'œsophage, l'entrée de la poitrine d'où il descend ensuite dans la région axillaire jusqu'au niveau de l'extrémité supérieure du bras, en se comportant absolument de la même manière que le tronc brachial droit.

Dans sa portion thoracique, le tronc brachial gauche fournit : les artères *dorsale*, *cervicale supérieure*, *vertébrale*, et *thoracique interne*. 1° Portion thoracique. Divisions collatérales.

Dans sa portion axillaire, il donne les artères *thoracique externe*, *cervicale inférieure*, et *sus-scapulaire*. 2° Portion axillaire. Divisions collaterales.

En tout, onze branches dont sept collatérales et deux terminales, qui sont : l'*artère sous-scapulaire*, et l'*artère humérale*. Divisions terminales, au nombre de deux.

Artère dorsale

ou dorso-musculaire.

Cette artère d'un assez gros calibre et dont le nom indique seulement la principale destination, naît du tronc brachial gauche directement, et du tronc brachial droit en commun avec l'artère cervico-musculaire du même côté. Origine différente à gauche et à droite.

A partir de son origine, l'artère dorsale, accompagnée de sa veine satellite, gagne, en parcourant un trajet ascendant et oblique en avant, sous le feuillet gauche du médiastin antérieur et successivement sur le côté de la trachée, de l'œsophage, du canal thoracique et du muscle long du cou dont elle croise la direction, l'extrémité supérieure du second espace intercostal, sort ensuite du thorax en traversant cet espace, et se porte aussitôt en arrière et en haut entre les muscles spinaux où elle se termine par *deux* principales *branches*, l'une *antérieure*, l'autre *postérieure*, qui se distribuent aux muscles grand dentelé de l'épaule, angulaire de l'omoplate, releveur de l'épaule, petit dentelé antérieur, rhomboïde, ilio-spinal, transversaire épineux et trapèze, enfin aux ligaments inter-épineux et sus-épineux du garrot, aux os et à la peau de cette région. Trajet, rapports. Terminaison par deux branches : l'une antérieure, l'autre postérieure.

Portion thoracique.

Depuis son origine jusqu'à sa sortie du thorax, cette artère fournit : 1° Des *divisions* en nombre variable au médiastin, au péricarde, au nerf diaphragmatique, à la trachée, à l'œsophage, et aux ganglions lymphatiques avec lesquels elle est en rapport ; 2° une *branche* que nous nommerons *sous-costale* et qui, parfaitement analogue à l'intercostale supérieure de l'homme, se recourbe et se porte en arrière, le long du muscle sous-dorso-atloïdien, accompagnée de sa veine satellite et du nerf trisplanchnique, jusqu'au niveau du cinquième espace intercostal où elle se termine, tantôt à la manière d'une intercostale, et tantôt en s'anastomosant avec une branche de la première artère intercostale fournie par l'aorte postérieure.

Divisions collatérales.

Divisions collatérales de la branche sous-costale.

Chemin faisant, cette branche artérielle donne les *deuxième*, *troisième* et *quatrième intercostale* et un nombre égal de *rameaux spinaux* qui se comportent exactement de la même manière que ceux fournis par les intercostales aortiques dont il sera fait mention plus loin ; quelquefois enfin, la *seconde artère intercostale* et le *rameau spinal* correspondant proviennent directement de la dorso-musculaire.

Artère cervicale supérieure

ou cervico-musculaire.

Destination.

Cette artère, qui correspond très exactement à la branche ascendante de l'artère cervicale profonde de l'homme, est spécialement destinée aux muscles cervicaux supérieurs et au ligament sus-épineux cervical.

Origine.

Née du tronc brachial, au devant et à une très petite distance de l'artère dorso-musculaire qu'elle égale à peu près en diamètre, la cervico-musculaire, accompagnée de sa veine satellite, gagne, en parcourant un trajet as-

Trajet et rapports dans le thorax.

cendant et oblique en avant, sous le feuillet gauche du médiastin antérieur qui la maintient accolée sur le côté de la trachée, de l'œsophage et du muscle long fléchisseur du cou, l'extrémité supérieure du premier espace intercostal par lequel elle sort ensuite du thorax pour aller, en passant successivement entre les muscles angulaire de l'omoplate, splénius, long dorsal, long transversal, grand complexus et le ligament cervical dans lesquels elle jette de nombreux rameaux, atteindre le niveau de la seconde vertèbre du cou où elle se termine en s'anastomosant par inosculation avec des divisions des artères occipitale et vertébrale du même côté.

Rapports et divisions collatérales au cou.

Terminaison anastomotique.

Avant de sortir du thorax, la cervico-musculaire fournit : 1° des *rameaux*, en nombre variable, à la trachée, à l'œsophage, au médiastin, au muscle long du cou et aux ganglions lymphatiques avec lesquels elle est en rapport; 2° la *première intercostale*, artère grêle et qui, si l'on en excepte l'absence de tout rapport direct avec la première côte, se comporte du reste comme les autres artères intercostales ; 3° enfin, un *rameau spinal*, qui, parfaitement analogue à celui que fournit chacune des artères intercostales postérieures, pénètre dans le canal rachidien par le trou de conjugaison correspondant pour aller se distribuer à la moelle épinière et à ses enveloppes.

Divisions collatérales dans le thorax.

Artère vertébrale

ou trachelo-occipitale.

Née du tronc brachial à angle aigu, en avant de la cervico-musculaire, du côté gauche, et du tronc dorso-cervical, du côté droit, l'artère vertébrale se porte obliquement en avant et en haut, franchit l'entrée du thorax en dessous de la première articulation costo-inter-

Origine.

Trajet, direction, longueur.

vertébrale, se place entre les muscles scalène et long du cou, pénètre ensuite dans le conduit formé par la succession des trous dont sont percées à leur base les apophyses transverses des sixième, cinquième, quatrième, troisième et deuxième vertèbre cervicale, et arrive ainsi jusque sur le côté de l'articulation axoïdo-atloïdienne, où elle se termine en s'anastomosant par inosculation et à plein canal avec la branche atloïdo-musculaire ou rétrograde de l'artère occipitale qu'elle peut conséquemment suppléer dans toutes ses divisions.

Terminaison anastomotique.

Rapports de la vertébrale : d'abord dans le thorax, puis jusqu'à la sixième vertèbre cervicale, et enfin dans le reste de son trajet.

Dans le thorax, la vertébrale est en rapport : *d'un côté*, avec la plèvre médiastine ; de *l'autre*, avec la trachée, le muscle long du cou et le nerf trisplanchnique : de ce dernier côté, elle répond en outre à l'œsophage dont elle croise obliquement la direction. Depuis la première côte jusqu'au trou trachélien de la sixième vertèbre cervicale, cette artère, accompagnée de sa veine satellite et du cordon nerveux qui fait communiquer cinq des paires cervicales avec le trisplanchnique, répond : *en dehors*, au muscle scalène ; *en haut*, au plexus brachial, et *en dedans*, au muscle long du cou ; dans le reste de sa longueur, elle est en rapport avec les nerfs spinaux en dessous desquels elle est placée, avec les parois des canaux osseux qu'elle parcourt successivement, et avec les muscles inter-transversaires dans les intervalles que ces canaux laissent entre eux.

Divisions collatérales.

Chemin faisant, la vertébrale fournit successivement : 1° des *divisions*, en nombre variable, aux muscles scalène et long fléchisseur du cou ; 2° une série de *rameaux spinaux* qui pénètrent dans le canal vertébral par les trous de conjugaison pour aller concourir à former le tronc spinal ou médian, et se distribuer à la moelle et à ses enveloppes, en affectant la même disposition que les rameaux spinaux des artères intercostales et lombaires; 3° un grand nombre de *branches* qui se plongent à différentes hauteurs dans les muscles profonds du cou où elles se terminent en s'anastomosant avec des divisions des artères occipitale et cervicale supérieure ; 4e nfin des *divisions articulaires*, *périostiques* et *vertébrales*.

Par leurs anastomoses avec les artères occipitales, les vertébrales peuvent si amplement et si instantanément suppléer les deux carotides, au moins dans les solipèdes, qu'en interceptant, au même moment et pour ainsi dire du même coup, la circulation dans ces deux dernières artères au moyen d'une ligature, on ne compromet en aucune façon la vie de ces animaux.

Remarque sur les anastomoses des artères occipitales avec les vertébrales.

Artère thoracique interne,

sus-sternale, ou mammaire interne [1].

Artère remarquable à plus d'un titre.

L'artère thoracique interne, non moins remarquable par son calibre, l'étendue de son trajet et la multiplicité de ses branches, que par le nombre des communications qu'elle établit entre l'aorte antérieure et l'aorte postérieure, naît du tronc brachial à angle droit, en avant et à l'opposé de l'artère cervico-musculaire.

Origine.

Immédiatement après sa naissance, cette artère, accompagnée de sa veine satellite et de plusieurs branches lympathiques, descend, en décrivant une grande courbure à concavité postérieure et en longeant la face interne de la première côte, sur le sternum le long duquel elle marche ensuite, en croisant la direction des carti-

Trajet, courbure.

[1] Il est clair que cette dernière dénomination ne peut pas s'appliquer aux femelles qui, comme celles des monodactyles et des didactyles, n'ont que des mamelles inguinales.

lages de prolongement des sept dernières côtes sternales, jusqu'au niveau de la base de l'appendice xiphoïde où elle se termine par *deux branches*, dont l'une est *l'artère abdominale antérieure*, et l'autre *l'artère asternale*.

Terminaison par deux branches.

Rapports.

En rapport avec la plèvre, depuis son origine jusqu'au niveau du cartilage de la seconde côte, l'artère sus-sternale répond dans le reste de sa longueur : *en bas*, aux cartilages des sept dernières côtes sternales et aux muscles intercostaux ; *en haut*, aux muscles du sternum qui la recouvrent.

Divisions collatérales, distinguées en supérieures, en inférieures et en externes.

Les branches collatérales fournies par cette artère peuvent être divisées en *supérieures*, en *inférieures* et en *externes*.

1° Branches supérieures ;

A. Les *branches supérieures* sont destinées au médiastin, au péricarde, aux muscles du sternum et au thymus.

2° Branches inférieures ;

B. Les *branches inférieures*, plus multipliées et plus grosses que les précédentes, traversent chaque espace intercostal à son extrémité inférieure et se divisent immédiatement en un nombre indéterminé et variable de *rameaux* qui se distribuent : au périchondre du sternum, aux articulations sterno-costales et aux muscles pectoraux, dans lesquels ces rameaux s'anastomosent avec des divisions de la thoracique externe.

3° Branches externes.

C. Les *branches externes* montent dans les muscles inter-costaux et s'y épuisent en s'anastomosant par inosculation avec les artères intercostales correspondantes.

Branches terminales :

1° Artère abdominale antérieure.

L'artère abdominale antérieure, la moins considérable des deux branches terminales de la thoracique interne, traverse obliquement l'intervalle qui sépare la base de l'appendice xiphoïde, du cartilage de la dernière côte sternale, se place sur le muscle droit de l'abdomen, auquel elle fournit de nombreux *rameaux* qui s'échappent de ses côtés, pénètre ensuite dans l'épaisseur de ce muscle, et s'y termine en s'anastomosant avec des divisions de l'abdominale postérieure provenant de l'artère pré-pubienne. Terminaison anastomotique.

Quelques uns des *rameaux* que fournit cette artère, traversent le muscle droit pour se répandre dans les autres parties constituantes des parois abdominales, y compris le pannicule charnu où ils se terminent en s'anastomosant avec des divisions sous-cutanées abdominales de l'artère scrotale dans le mâle, et de l'artère mammaire dans la femelle.

L'artère asternale, et mieux encore *musculo-phrénique*, ou *diaphragmatique inférieure*, monte obliquement entre le péritoine et la face interne du cercle cartilagineux de l'abdomen jusqu'au niveau du treizième espace inter-costal où elle se termine en s'anastomosant avec l'artère intercostale correspondante. 2° Artère asternale. Synonymie. Terminaison anastomotique.

Chemin faisant, cette branche artérielle donne de nombreux *rameaux* qui se distribuent : les *uns*, aux attaches costales du diaphragme et du muscle transverse de l'abdomen; les *autres*, aux muscles intercostaux en s'anastomosant avec les artères intercostales.

Artère thoracique externe

ou sterno-musculaire.

Née du tronc brachial, à angle aigu, en avant et tout près de l'artère sus-sternale qui la fournit parfois, la thoracique externe contourne obliquement de haut en bas et de dedans en dehors, le bord antérieur de la première côte au dessous de la veine axillaire, et descend ensuite dans le fond de l'ars, accolée à sa veine satellite, jusqu'au niveau de la face interne des deux muscles pectoraux où elle se partage en plusieurs *branches* qui se distribuent à ces muscles, et dont *l'une*, la plus consi- Origine variable. Trajet, rapports. Divisions collaterales et terminales. Branche du grand pectoral, mode de terminaison.

dérable, va, en longeant le grand pectoral auquel elle donne de nombreuses *divisions*, se terminer dans la portion costale du pannicule charnu, en accompagnant la veine sous-cutanée thoracique.

En parcourant le fond de la région axillaire, l'artère sterno-musculaire ne fournit ordinairement qu'un petit nombre de *rameaux* aux ganglions lymphatiques situés à l'entrée de la poitrine, et au tissu adipeux qui les environne.

Artère cervicale inférieure

ou trachélo-musculaire.

Origine. Trajet, rapports.

Née du tronc brachial, à angle aigu, en avant et à l'opposé de la thoracique externe, l'artère cervicale inférieure, accompagnée de sa veine satellite et de plusieurs branches lymphatiques, se porte obliquement en avant, en haut et en dehors, le long de la jugulaire et du bord inférieur du muscle scalène, en jetant un nombre indéterminé et variable de *divisions* dans les ganglions lymphatiques et le tissu adipeux situés à l'entrée de la poitrine, et se partage ensuite en *deux* principales *branches* : l'une *ascendante*; l'autre *descendante*.

Terminaison par deux branches :

1° Branche ascendante ;

A. La *branche ascendante*, la plus considérable, gagne le groupe de ganglions lympatiques situé en avant de l'angle de l'épaule, en donnant de nombreux et gros *rameaux* aux muscles scalène, omoplat-hyoïdien et mastoïdo-huméral avec lesquels elle est en rapport.

2° Branche descendante.

B. La *branche descendante*, analogue au rameau *deltoïdien* de l'artère acromio-thoracique de l'homme, parcourt, avec la veine sous-cutanée du bras, toute la longueur de l'interstice qui sépare le sterno-huméral du mastoïdo-huméral, fournit des divisions à ces deux muscles, puis se plonge et s'épuise dans le dernier, vers la partie inférieure du bras. Dans son trajet, cette dernière branche émet aussi un nombre indéterminé et variable de *rameaux*, qui se distribuent : aux muscles sterno-hyoïdiens, sterno-thyroïdiens, sterno-maxillaires, petit pectoral, et à la portion sternale du mastoïdo-huméral.

Artère sus-scapulaire

ou pré-scapulaire.

Née du tronc brachial, au moment même où il atteint le côté interne de l'articulation scapulo-humérale, cette artère d'un petit calibre se porte flexueuse en haut, en avant et en dehors, le long du petit pectoral, jusqu'au niveau de l'interstice circonscrit par les bords adjacents des muscles antépineux et sous-scapulaire où elle se termine par *deux* principales *branches* : l'une *supérieure*, l'autre *inférieure*. La *branche supérieure* se partage en trois ou quatre rameaux qui se plongent successivement, et de bas en haut, dans la portion pré-scapulaire du petit pectoral ; la *branche inférieure*, après avoir donné quelques divisions au grand pectoral, pénètre dans l'interstice musculaire précédemment indiqué, et s'y divise en un nombre indéterminé de *rameaux* circonflexes qui se distribuent : au tendon d'origine du coraco-radial, au coussinet adipeux situé sous ce tendon, aux muscles sus et sous-épineux, à l'articulation scapulo-humérale et à l'extrémité supérieure de l'os du bras.

Origine.

Trajet, rapports.

Terminaison en deux branches.

Artère sous-scapulaire

ou scapulaire postérieure.

Branches terminales du tronc brachial.

Branche postérieure de la bifurcation terminale du tronc brachial, duquel elle naît en arrière et en regard

Origine.

Trajet, rapports. du col de l'humérus, l'artère sous-scapulaire, accompagnée de sa veine satellite et d'un gros cordon nerveux, va, en parcourant un trajet légèrement flexueux en arrière et en dehors, entre les muscles adducteur du bras et sous-scapulaire, gagner le bord postérieur de l'omoplate, le long duquel elle monte ensuite, dérobée par les deux muscles précités, jusqu'au niveau de l'angle dorsal du

Terminaison. même os où elle se termine dans les muscles sous-épineux et gros extenseur de l'avant-bras.

Dans son trajet, cette artère fournit successivement :

Branches collatérales. 1° Des *rameaux*, en nombre variable, aux muscles sous-scapulaire et adducteur du bras ;

Trajet. 2° Une longue *division* qui, analogue à la branche *thoracique* ou *descendante* de la scapulaire inférieure de l'homme, se porte obliquement, en arrière et en haut, le long de la face interne du grand dorsal et parallèlement au bord postérieur de l'adducteur du bras, jette de nom-

Divisions collatérales. breux *rameaux* dans les ganglions lymphatiques axillaires, contourne ensuite le bord postérieur du dernier des deux muscles précités avec quelques uns des nerfs

Terminaison. thoraco - musculaires, et se perd dans le pannicule charnu, en arrière de l'épaule ;

Trajet. 3° *L'artère scapulo-humérale.* Comparable en tous points à la *circonflexe postérieure* de l'axillaire de l'homme, cette artère, accompagnée de sa veine satellite et

Rapports. d'un cordon nerveux, contourne de dedans en dehors la face postérieure de l'articulation scapulo-humérale, entre le gros extenseur et le fléchisseur oblique de l'avant-bras, pour gagner le côté externe du bras où elle

Terminaison. se termine dans les muscles mastoido-huméral, abducteurs du bras, court extenseur de l'avant-bras, dans le pannicule charnu et dans la peau, en s'anastomosant avec des divisions des artères cervicale inférieure, sus-scapulaire et pré-humérale.

Dans son trajet, la circonflexe postérieure fournit des *divisions* en assez grand nombre : à l'articulation scapulo-humérale et aux muscles fléchisseur oblique de l'avant-bras, gros extenseur de cette même région, et scapulo-huméral grêle. Divisions collaterales.

4° Enfin, et dans le reste de sa longueur, l'artère sous-scapulaire donne de nombreuses et grosses *divisions* : aux muscles sous-scapulaire, adducteur du bras, gros extenseur de l'avant-bras, sus-épineux, sous-épineux et abducteurs du bras, au périoste et au diploé du scapulum.

Quelques unes de ces divisions embrassent le bord postérieur de l'omoplate dans leur bifurcation terminale.

ARTÈRE HUMÉRALE

ou brachiale.

L'artère humérale est le tronc commun d'origine de la plupart des artères du membre thoracique, et la continuation réelle du tronc brachial qui ne fait que changer de nom en atteignant le côté interne du col de l'humérus. A partir de son origine, cette artère descend, en parcourant un trajet d'abord oblique en arrière et en bas, puis sensiblement vertical et direct, sur le milieu de la face interne du bras, jusqu'au niveau du pli de l'articulation du coude, où elle se termine par deux branches qui sont : les artères *radiales*, distinguées en *antérieure* et en *postérieure*. Definition. Trajet, direction. Terminaison par deux branches.

Dans son trajet, l'artère humérale répond : *en avant*, au nerf radio-plantaire ; *en arrière*, à sa veine satellite et à plusieurs gros vaisseaux lymphatiques qui la sépa- Rapports.

rent des nerfs huméral postérieur et cubito-cutané; *en dedans*, à une gaîne fibreuse qui lui est commune avec les nerfs, la veine et les vaisseaux lymphatiques précités; *en dehors*, enfin, et à partir de son origine, l'humérale répond successivement : 1° aux tendons des muscles sous-scapulaire et coraco-brachial dont elle croise obliquement la direction; 2° au bord postérieur du dernier de ces deux muscles qui peut en être considéré comme le satellite; à l'origine du muscle moyen extenseur de l'avant-bras dont elle croise la direction; à la veine radiale antérieure qui la sépare de l'humérus, et en dernier lieu enfin, à la partie inférieure du corps de cet os qu'elle contourne très obliquement et au devant duquel elle fournit sa bifurcation terminale.

Divisions collaterales. Indépendamment des *divisions*, en nombre variable et sans noms particuliers, qui se distribuent aux muscles sous-scapulaire, grand pectoral, coraco-brachial, long et court fléchisseur de l'avant-bras, l'artère humérale fournit *trois branches* collatérales aussi constantes dans leur origine que dans leur mode de distribution; ce sont : les artères *pré-humérale*, *musculaire postérieure du bras* et *collatérale interne du coude.*

Artère pré-humérale.

Trajet, rapports. Analogue à l'artère *deltoïdienne* de l'homme, elle traverse le muscle coraco-brachial accompagnée de sa veine satellite et d'un cordon nerveux, et contourne ensuite, de dedans en dehors, la face antérieure de l'humérus, en dessous du muscle coraco-radial, pour gagner le mastoido-

Terminaison. huméral dans lequel elle se plonge et se termine.

Divisions collatérales. Dans son trajet, cette artère donne des *divisions* aux muscles coraco-huméral et radial, au périoste de l'humérus et à la synoviale de la double coulisse bicipitale.

Artère musculaire postérieure du bras,

Grande musculaire du bras, ou humérale profonde.

Née de l'humérale, presque à angle droit, au niveau ou immédiatement au dessous du tendon commun d'insertion des muscles grand dorsal et sous-scapulo-huméral, l'artère grande musculaire du bras, spécialement destinée aux muscles extenseurs de l'avant-bras, se porte en arrière et en bas, accompagnée de sa veine satellite et du nerf huméral postérieur, et se partage presque aussitôt en un nombre indéterminé de *branches* qui n'ont point reçu de noms particuliers. Les *unes*, et ce sont les plus courtes, se plongent dans les muscles moyen et gros extenseur de l'avant-bras; tandis que les *autres* gagnent, en contournant obliquement la face postérieure de l'humérus, les muscles huméro-olécranien externe, petit huméro-olécranien et huméro-radial: l'*une* de ces dernières branches descend, en donnant quelques *rameaux* qui s'arborisent sous la peau du pli de l'articulation du coude, jusque dans le muscle extenseur antérieur du métacarpe, où elle se termine en s'anastomosant avec des divisions de l'artère radiale antérieure.

Origine.

Trajet, Rapports.

Divisions terminales : deux ordres.

Artère collatérale interne du coude

ou artère épicondylienne.

Cette artère, d'un moyen calibre, correspond très exactement à celle qui dans l'homme porte le même nom. Née de l'humérale à angle aigu, à quatre centimètres environ au dessous de la grande musculaire du bras, elle

Origine.

Trajet. gagne, par un trajet descendant et oblique en arrière, le côté interne de l'articulation du coude, où elle se partage en *trois* principales *branches* :

Terminaison par trois branches:

1° La première.

La *première* descend, accolée à sa veine satellite et au nerf cubito-cutané, entre les deux muscles fléchisseurs externe et oblique du métacarpe, jusque vers la partie inférieure de l'avant-bras où elle se termine en s'anastomosant avec une division récurrente provenant de la radiale postérieure ou de l'une des deux branches terminales de cette artère. Dans son trajet, cette branche fournit des *divisions* : au muscle long extenseur de l'avant-bras, à l'articulation du coude, à la portion olécranienne du muscle perforant qui la recouvre, à l'aponévrose antibrachiale, au nerf qui l'accompagne et à la peau de l'avant bras.

Trajet.

Terminaison anastomotique.

2° La seconde branche.

La *seconde branche* se porte en arrière et en bas, entre le long scapulo-olécranien et le sterno-aponévrotique auxquels elle donne des *divisions*, traverse le dernier de ces deux muscles, et se termine ensuite par plusieurs longs *rameaux*, dont les uns descendent, avec des divisions du nerf cubito-cutané, sous la peau de la partie postérieure de l'avant-bras dans laquelle ils pénètrent et s'épuisent; tandis que les autres gagnent le bord postérieur de l'épaule pour aller se terminer dans le pannicule charnu.

Trajet.

Divisions collatérales et terminales.

3° La troisième branche.

La *troisième* et dernière branche descend verticalement avec le nerf cubito-plantaire sur le côté interne de l'articulation du coude, traverse l'aponévrose antibrachiale, et se partage ensuite en *deux* principaux *rameaux*, qui se distribuent : l'*un*, au muscle sterno-aponévrotique, et l'*autre*, à la peau de l'avant-bras sous laquelle il descend avec la veine sous-cutanée postérieure et les vaisseaux lymphatiques qui accompagnent cette veine.

C'est à la lésion de quelques unes de ces divisions artérielles et des veinules qui les accompagnent, et souvent même à la blessure de la veine sous-cutanée antérieure de l'avant-bras, qu'est due l'hémorrhagie assez abondante qui survient parfois lorsqu'on pratique, sur les chevaux dits *arqués*, la section transverse de la bride tendineuse par laquelle le long fléchisseur de l'avant-bras tient, tout à la fois, à l'aponévrose anti-brachiale et au muscle extenseur antérieur du métacarpe. Application chirurgicale.

Près de son origine, l'artère collatérale interne du coude donne en outre des *divisions* aux ganglions lymphatiques brachiaux inférieurs, et fort souvent aussi elle fournit l'*artère médullaire* de l'humérus [1]. Divisions ganglionnaires et médullaires de l'humerus.

La division anti-brachiale sous-cutanée de l'artère épicondylienne est souvent remplacée par une *branche* d'un petit calibre qui provient de l'humérale immédiatement au dessus de sa bifurcation terminale. Variétés.

Artère radiale antérieure,

Cubitale anterieure de M. Girard [2].

Branche d'un calibre moins fort que la radiale postérieure sa congénère, avec laquelle elle forme la bifurcation terminale de l'artère humérale, la radiale antérieure descend, accompagnée de sa veine satellite, d'abord obliquement en dehors, entre le ligament capsulaire de l'articulation du coude et les deux muscles fléchisseurs de l'avant-bras dont elle croise à angle aigu la direction; puis verticalement, par dessous les deux extenseurs antérieurs du métacarpe et des phalanges, en longeant Définition, trajet, direction, rapports.

[1] L'humérale la fournit aussi très souvent.

[2] Radiale dans l'homme.

l'interstice qui sépare, en plan profond, ces deux muscles l'un de l'autre, et en dernier lieu enfin, par dessous l'extenseur oblique du canon, jusqu'à cinq centimètres en-
Divisions terminales. viron de l'extrémité inférieure du radius où, réduite à un très petit diamètre, elle se termine par *deux* principaux *rameaux : l'un*, le plus fort, mais le plus court, s'anastomose avec la division descendante d'une branche circonflexe de l'artère radiale postérieure qui traverse l'arcade radio-cubitale; *l'autre* descend, en suivant la direction du tendon de l'extenseur antérieur du canon, jusque sur la face antérieure du carpe où il se résout en *ramuscules* qui se distribuent aux gaînes syno v ial des tendons extenseurs et à la peau.

Divisions collatérales. Dans son trajet, la radiale antérieure fournit : 1° une *branche* qui vient, en contournant le côté externe du muscle coraco-radial, sortir dans le pli de l'articulation du coude où elle donne *quelques rameaux* à la peau, et s'accoler à la veine sous-cutanée du bras de laquelle elle se sépare ensuite pour aller, en accompagnant un cordon nerveux sous-cutané auquel elle donne des *ramuscules*, se terminer dans le pannicule charnu et dans la peau;

2° Des *rameaux* en nombre indéterminé et variable aux deux muscles fléchisseurs de l'avant-bras, et aux deux muscles extenseurs antérieurs du métacarpe et de la région phalangienne;

3° Une *branche circonflexe* qui contourne successivement la face antérieure et le côté externe du radius, et monte ensuite, en traversant l'extenseur latéral des phalanges, sur le côté externe de l'olécrâne par dessous le muscle fléchisseur externe du métacarpe, pour aller, après s'être anastomosée par convergence au dessus de l'arcade radio-cubitale avec la division ascendante de la branche également circonflexe de l'artère radiale postérieure qui traverse cette arcade, gagner l'insertion du muscle court extenseur de l'avant-bras dans lequel elle se termine. Terminaison.

Chemin faisant, cette branche artérielle circonflexe donne des *divisions* aux deux muscles extenseurs des phalanges, à l'appareil ligamenteux périphérique et inter-osseux radio-cubital, au périoste de l'olécrâne et à la synoviale de l'articulation du coude. Divisions collatérales de la circonflexe.

4° Enfin, la radiale antérieure fournit encore des *divisions* au périoste du radius et au muscle extenseur oblique du métacarpe qui la recouvre près de sa terminaison. Divisions collatérales de la radiale antérieure.

Artère radiale postérieure,

Cubitale posterieure de M. Girard [1].

Branche la plus considérable de la bifurcation par laquelle se termine l'humérale, l'artère radiale postérieure, essentiellement destinée aux muscles anti-brachiaux postérieurs et aux trois sections du pied, c'est à dire, au carpe, au métacarpe, au métacarpe et à la région digitale, se dirige immédiatement en arrière et en bas, accompagnée de sa veine satellite et du nerf radio-plantaire, sur le côté interne de l'articulation du coude; s'insinue ensuite obliquement sous le fléchisseur interne du canon qui peut en être considéré comme le muscle satellite, et descend ainsi flanquée, jusqu'à sept centimètres environ de la partie inférieure de l'avant-bras où elle se termine par *deux branches* qui constituent Définition, destination, direction, rapports. Divisions terminales.

[1] Cubitale dans l'homme.

les *artères plantaires*, distinguées en *profonde* et en *superficielle*.

Branches collatérales.

Dans son trajet la radiale postérieure fournit successivement et d'abord : 1° près de son origine, quelques *divisions* à l'articulation du coude et au muscle fléchisseur interne du métacarpe ; 2° *deux branches articulaires, circonflexes* : l'*une antérieure*, qui pénètre dans l'articulation du coude en passant par dessous le ligament latéral interne auquel elle donne quelques *rameaux* ; l'*autre postérieure*, qui se dirige horizontalement en dehors en contournant la face correspondante du radius et se termine par *deux* principaux *rameaux* : l'*un* pénètre dans l'articulation du coude en traversant le ligament radio-cubital qui en reçoit des *ramuscules* ; l'*autre* va, en contournant le cubitus en arrière, se plonger dans le muscle fléchisseur externe du canon.

3° Plusieurs *rameaux* innominés, d'un gros calibre, qui se distribuent aux muscles anti-brachiaux postérieurs et dont les principaux sont destinés aux deux fléchisseurs des phalanges ;

4° Une longue *branche circonflexe* qui traverse l'arcade radio-cubitale et descend ensuite, en longeant le côté externe du radius et du cubitus, entre l'extenseur latéral des phalanges et l'extenseur oblique du canon, recouverte par l'extenseur antérieur de la région phalangienne dont elle suit le tendon jusqu'au tiers supérieur environ du métacarpe où elle s'épuise dans la peau.

Chemin faisant, cette branche, qui répète assez bien l'une des deux *artères inter-osseuses* de l'avant-bras de l'homme, fournit successivement et d'abord : 1° à son passage dans l'arcade radio-cubitale, l'*artère médullaire* du radius ; et à sa sortie de cette arcade, un *rameau* anastomotique avec la branche circonflexe postérieure de

Artère médullaire du radius.

l'artère radiale antérieure ; 2° une succession de *rameaux* aux muscles anti-brachiaux postérieurs ; 3° une série de *divisions* d'un petit calibre qui se distribuent : les *unes*, aux muscles extenseur latéral de la région digitale et extenseur oblique du métacarpe ; les *autres* à la peau de l'avant-bras, après avoir traversé l'aponévrose anti-brachiale ; 4° vers la partie inférieure de l'avant-bras, un *rameau* anastomotique avec la radiale antérieure ; 5° un nombre indéterminé et variable de *ramuscules antérieurs* et *latéraux externes* à l'articulation du carpe ; 6° enfin des *divisions* à la peau du carpe et du métacarpe.

Indépendamment de toutes ces divisions, l'artère radiale postérieure fournit encore, à quatre ou cinq centimètres environ au dessus de sa bifurcation terminale, *une branche* qui, en décrivant une courbure à convexité supérieure et en donnant quelques *rameaux* à la peau de l'avant-bras, va gagner la face postérieure du radius sur laquelle elle parcourt un trajet descendant de cinq à six centimètres de longueur environ, en côtoyant la portion radiale du muscle fléchisseur profond des phalanges à laquelle elle donne des *divisions*, et se partage ensuite en *cinq* ou *six rameaux* divergents : l'*un* se porte horizontalement en dehors en jetant des *ramuscules* dans le périoste du radius, traverse l'aponévrose anti-brachiale et se termine dans la peau de l'avant-bras ; un *autre rameau*, d'un plus gros calibre que le précédent, gagne, par un trajet oblique en bas et en dehors, le côté externe du radius, où il se termine en s'anastomosant avec le rameau ascendant antérieur de la première branche que fournit l'artère plantaire profonde près de son origine ; *deux autres* descendent dans le carpe en traversant le ligament postérieur de cette articulation, auquel ils donnent des *ramuscules* ; *deux autres* enfin, gagnent, par un trajet descendant et oblique en dedans, les ligaments postérieur et latéral interne du carpe dans lesquels ils se terminent.

Artère plantaire profonde

ou petite plantaire [1].

Définition, origine, destination, trajet, rapports.

Branche d'un calibre beaucoup moins gros que l'artère plantaire superficielle sa congénère de laquelle elle se sépare à angle très aigu, l'artère plantaire profonde, essentiellement destinée aux deux premières sections du pied, c'est à dire, au carpe et au métacarpe, traverse, presque immédiatement après sa naissance, l'aponévrose anti-brachiale, entre les tendons des muscles fléchisseurs interne et oblique du canon, et descend ensuite successivement : d'abord, sur le côté interne de l'avant-bras ; puis sur le côté correspondant de la face postérieure du carpe, accompagnée d'un cordon nerveux et de sa veine satellite avec laquelle elle parcourt un canal résultant d'une sorte de dédoublement du ligament annulaire du carpe, jusqu'à la partie supérieure du métacarpe où, en atteignant le côté interne du ligament suspenseur du boulet, elle se termine par *deux branches* que nous proposons de nommer *métacarpiennes*, eu égard à leur principale destination, et de distinguer en *externe* et en *interne*, en raison de leur position respective sur les côtés de la face postérieure de l'os principal du canon [2].

Branches terminales.

[1] Encore nommée artère latérale interne du canon.

[2] Ces deux branches correspondent assez bien aux *artères interosseuses du métacarpe* de l'homme.

Dans le trajet d'environ treize centimètres de longueur que parcourt cette artère, depuis son origine jusqu'à sa bifurcation terminale, elle fournit successivement et d'abord, le long de l'avant-bras et avant de traverser l'aponévrose de cette région, par conséquent tout près de son origine : Branches collatérales.

1° Une *branche* d'un moyen calibre qui, en parcourant un trajet oblique en dehors et en bas, et long de trois centimètres au plus, entre le muscle fléchisseur oblique du canon et le fléchisseur superficiel des phalanges, gagne la face profonde du fléchisseur externe de la première de ces deux régions où elle se termine en donnant successivement naissance à *quatre* principaux *rameaux : deux ascendants*, l'un *postérieur*, l'autre *antérieur;* et *deux descendants*, auxquels s'applique rigoureusement la même distinction qu'aux premiers.

a. *Rameau ascendant postérieur.* D'un calibre à peu près égal à celui de la branche qui le fournit, il s'infléchit et monte ensuite, accolé à sa veine satellite et au nerf médian [1], sous le bord interne du muscle fléchisseur externe du canon pour aller s'anastomoser par inosculation directe et à plein canal, mais sans limite précise, avec une branche descendante provenant de l'artère épicondylienne. Ce rameau, qui provient assez souvent de la plantaire superficielle ou de la radiale postérieure immédiatement au dessus de sa bifurcation terminale, et au moyen duquel il s'établit une circulation collatérale parallèle à celle qui a lieu par cette dernière, fournit une succession de *rameaux* et de *ramuscules* au muscle, au nerf et à la veine avec lesquels il est en rapport direct. Rameau ascendant postérieur. Origine variable.

b. *Rameau descendant postérieur.* Né à un centimètre Rameau descendant postérieur. Origine.

[1] Ou cubito-cutané, Girard.

de distance en avant et à l'opposé du précédent, ce rameau descend, flexueux, sur la face postérieure du tendon du muscle perforé, au dessous du ligament annulaire du carpe, en accompagnant le nerf plantaire externe auquel il envoie des *ramuscules*, et dont il se sépare ensuite pour aller, en descendant sur le côté externe des tendons du perforé et du perforant, s'anastomoser avec un rameau d'une division récurrente que fournit la branche métacarpienne externe de la même artère plantaire.

Rameau descendant antérieur.

c. *Rameau descendant antérieur*. De même calibre à peu près que le précédent, à deux centimètres en avant et à l'opposé duquel il naît, ce rameau se porte, flexueux, en avant et en bas, le long des tendons, appuyé sur le feuillet externe de la bourse tendineuse de l'arcade carpienne; traverse d'arrière en avant le ligament carpien postérieur, descend sur le côté interne de la double articulation de l'os crochu où il jette des *ramuscules;* s'insinue ensuite, au moyen d'une petite arcade fibreuse, sous le grand ligament qui attache cet os à la tête du péroné externe du canon où il se termine par *trois* principales *divisions :* l'*une* se distribue au tissu fibreux et à la peau qui recouvrent l'os sus-carpien, en s'anastomosant avec les divisions d'une branche circonflexe que donne encore l'artère plantaire profonde vers le milieu de sa portion carpienne; une *autre* gagne la face antérieure du carpe où elle s'épuise dans le ligament capsulaire et dans les gaînes des tendons des muscles extenseurs; la *troisième* enfin, descend, flexueuse, sur le côté externe de la face postérieure du carpe, en longeant le ligament latéral correspondant et en jetant des *ramuscules* dans ce ligament et dans celui qui occupe la face postérieure de la même articulation, puis elle se termine en s'anastomosant avec un rameau de la division récurrente, déjà nommée, que fournit la branche terminale externe de la même artère plantaire.

d. *Rameau descendant postérieur.* Celui-ci gagne le côté externe du radius où il s'anastomose : *d'une part*, à plein canal, avec une des divisions terminales de la branche que l'artère radiale postérieure fournit au périoste de la face correspondante du radius et aux ligaments postérieur et latéral interne du carpe; *d'autre part*, avec la division descendante de la branche de cette même artère radiale qui passe dans l'arcade radio-cubitale; puis ce rameau traverse l'aponévrose anti-brachiale et se perd dans la peau de la partie antérieure de l'avant-bras et du carpe où il s'anastomose de nouveau avec des divisions terminales de l'artère radiale antérieure qui ont la même destination.

La branche, de laquelle émanent ces quatre rameaux anastomotiques qui établissent une circulation collatérale capable de suppléer la principale, répète assez bien l'*arcade palmaire superficielle de la main* de l'homme; l'analogie devient surtout très frappante lorsque cette branche provient directement de l'artère radiale postérieure, ainsi que cela se fait assez souvent remarquer.

2° Une seconde *branche*, d'un calibre beaucoup moins gros que la précédente, traverse l'aponévrose anti-brachiale à une très petite distance en avant de l'artère plantaire profonde, et se distribue à la peau de l'avant-bras et du carpe.

3° Une troisième *branche circonflexe* contourne le côté interne du carpe, au niveau de la ligne articulaire radio-carpienne, en passant sous le ligament latéral du même côté, et descend ensuite, obliquement en bas et en dehors et en décrivant quelques flexuosités, sur le ligament carpien antérieur où elle fournit un nombre indéterminé et variable de *rameaux* qui se distribuent : les *uns*, aux ligaments latéraux et antérieur du carpe; les *autres*, aux tendons des muscles extenseurs des phalanges et du canon et à leurs gaînes fibro-synoviales.

Cette branche correspond très exactement à celle que l'on désigne dans l'homme, sous les noms d'*artère transverse de la face dorsale du carpe ou du poignet.*

4° Quelques *rameaux* très ténus, qui pénètrent les parois du canal fibreux dans lequel l'artère est contenue avec sa veine satellite et le cordon nerveux qui l'accompagne.

5° Un *rameau* qui va, en contournant horizontalement les tendons fléchisseurs, par dessous le ligament annulaire du carpe, s'arboriser et se terminer dans la peau du carpe, en s'anastomosant avec une division du rameau descendant antérieur de la première branche fournie par la même artère.

6° Enfin, plusieurs *divisions* d'un petit calibre, au ligament postérieur du carpe et au ligament suspenseur du boulet.

Branches terminales.

A. Des deux *branches* par lesquelles se termine l'artère plantaire profonde, l'*externe* la plus considérable gagne, par un trajet oblique entre le ligament suspenseur du boulet et la bride fibreuse que reçoit le tendon du muscle perforant à sa sortie de l'arcade carpienne, le côté externe de la face postérieure du métacarpien principal, et descend ensuite, flexueuse, le long de cet os, placée entre le péroné externe et le ligament suspenseur déjà nommé qui la recouvre en partie, jusqu'à cinq ou six centimètres environ de l'extrémité inférieure du canon où elle se termine, en s'anastomosant par inosculation directe et à plein canal avec une des divisions récurrentes d'une branche qui provient, tantôt de l'artère digitale externe près de son origine, tantôt de l'artère plantaire superficielle dont elle constitue alors une des branches terminales.

Dans son trajet, cette branche *métacarpienne externe* fournit successivement : 1° quelques *divisions* au ligament postérieur du carpe et au ligament suspenseur du boulet ; 2° une *branche ascendante* ou *récurrente* de laquelle émanent de nombreux *rameaux* : les *uns*, se distribuent aux ligaments postérieur et latéral externe du carpe, aux tendons des muscles perforé et perforant et à la bride fibreuse que reçoit le tendon de ce dernier muscle à sa sortie de l'arcade carpienne ; un *autre* monte, flexueux, sous le grand ligament qui attache l'os sus-carpien au péroné externe et va, en jetant une succession de *ramuscules* dans les parties ligamenteuses qui l'environnent, s'anastomoser avec le rameau descendant antérieur de la première branche que fournit la plantaire profonde, au niveau de l'articulation de l'os crochu avec le premier os de la rangée supérieure du carpe ; enfin, un dernier *rameau*, le plus fort de tous, gagne, par un trajet ascendant et flexueux, sur le côté des tendons des muscles fléchisseurs des phalanges, la face interne de l'os crochu où il se termine en s'anastomosant par inosculation directe avec le rameau descendant postérieur de la même branche fournie par l'artère plantaire profonde ; 3° un nombre indéterminé et variable de *rameaux* qui contournent obliquement la face postérieure du péroné externe pour aller se distribuer aux tendons des deux muscles extenseurs des phalanges et à la peau du métacarpe ; 4° des *divisions* flexueuses qui se plongent à diverses hauteurs dans le ligament suspenseur

Divisions collatérales.

du boulet ; 5° l'*artère nourricière* du métacarpien principal ; 6° enfin, des *divisions* flexueuses et d'un fort calibre, qui se distribuent à la peau du métacarpe en s'anastomosant avec des divisions de la branche métacarpienne du côté opposé dont la destination est absolument la même.

B. La *branche métacarpienne interne*, moins considérable que l'externe sa congénère, en regard et à l'opposé de laquelle elle est située, descend flexueuse, d'abord, sur le côté interne de la face postérieure du métacarpien principal, puis sur le milieu de cet os pour aller s'anastomoser à plein canal, soit avec une division provenant de la même source que celle à laquelle se réunit la branche métacarpienne externe, soit avec cette dernière branche, au niveau de la bifurcation terminale du ligament suspenseur du boulet.

Artère plantaire superficielle

ou grande plantaire [1].

Définition, destination, trajet, direction, rapports.

Continuation de la radiale postérieure sous le double rapport de la longueur et du calibre, et essentiellement destinée à la dernière section du pied, c'est à dire, à la région digitale, l'artère plantaire superficielle, accompagnée du nerf plantaire interne, descend, par un trajet vertical et direct, d'abord le long des muscles fléchisseurs de la région phalangienne, puis entre le ligament annulaire du carpe qui la recouvre et la synoviale tendineuse de l'arcade carpienne qui la revêt en plan profond, sur le côté interne des tendons des deux muscles précités qu'elle accompagne jusqu'à six ou sept centi-

[1] Encore appelée artère latérale superficielle du canon.

mètres environ de la partie inférieure du métacarpe, où elle se termine par *deux* ou *trois branches*, dont *une moyenne*, et *deux latérales* qui constituent les *artères collatérales des phalanges* ou les *artères digitales*. Terminaison par deux ou trois branches.

Dans toute la longueur de son trajet métacarpien, l'artère plantaire superficielle est située, en arrière de sa veine satellite à laquelle l'unit une couche assez épaisse de tissu cellulaire que parcourent des vaisseaux lymphatiques, et en dedans du nerf plantaire interne qui lui adhère intimement. Rapports.

Dans le but de préciser, autant que possible, l'origine des divisions collatérales que fournit cette artère dont la connaissance est si importante au point de vue chirurgical, nous la partagerons en *trois portions* correspondant au trois régions du membre qu'elle parcourt successivement depuis son origine jusqu'à sa terminaison. Division en trois portions :

1° Dans sa *portion anti-brachiale*, et tout près de son origine, l'artère plantaire superficielle donne un nombre indéterminé et variable de *rameaux* aux deux muscles fléchisseurs des phalanges avec lesquelles elle est en rapport direct, et des *ramuscules* au nerf qui l'accompagne. 1° Portion anti-brachiale. Divisions collatérales.

2° Dans sa *portion carpienne*, où cette artère est beaucoup plus profonde que sa congénère, elle fournit un nombre variable de *divisions ramusculaires* aux deux tendons dont elle longe le côté interne, à la bourse muqueuse vaginale qui revêt sa face profonde, au nerf plantaire interne qui l'accompagne, et au ligament annulaire du carpe qui est creusé d'un demi-canal pour la recevoir. 2° Portion carpienne. Divisions collatérales.

3° Enfin, dans sa *portion métacarpienne*, l'artère plantaire superficielle envoie à différentes hauteurs, des *divisions* très variées pour le calibre, généralement flexueuses et circonflexes, les *unes ascendantes*, les 3° Portion métacarpienne. Divisions collatérales.

autres descendantes, aux tendons des deux muscles fléchisseurs des phalanges dont elle longe le côté interne, en s'appuyant spécialement sur celui du perforant, à la gaîne fibreuse qui les enveloppe en commun avec elle à partir du carpe jusque vers le milieu du métacarpe; des *ramuscules*, en nombre indéterminé et variable, au nerf plantaire qui l'accompagne; quelques *rameaux*, au ligament suspenseur du boulet dont elle est séparée par sa veine satellite; enfin, de nombreuses et fortes *divisions* qui se distribuent à la peau des parties latérale interne, postérieure et antérieure du métacarpe, et dans laquelle ces artères injectées, après une macération du pied[1] en entier, prolongée jusqu'à la chute de l'épiderme et du sabot, apparaissent avec un calibre tel, qu'il devient alors extrêmement facile de constater, même à l'œil nu, qu'elles se terminent très près de la superficie du tégument externe en formant des espèces de petites étoiles.

D'après les injections qui ont donné lieu à ces observations, et qui ont été faites comparativement sur d'autres parties du système tégumentaire externe, nous croyons pouvoir avancer que, si on en excepte le tégument de la tête, des oreilles et celui qui revêt le pourtour de toutes les ouvertures naturelles, il est peu de parties du corps où la peau présente dans sa structure un plus grand nombre d'artères, et surtout des artères d'un aussi gros calibre que celle qui revêt les trois régions de chacun des quatre pieds[2], à la superficie de laquelle on voit ces vaisseaux arriver avec un calibre tellement gros, en mettant en usage le pro-

[1] [2] Le mot pied est employé ici comme plus haut dans son application la plus générale.

cédé d'injection que nous avons indiqué, qu'on peut assez facilement en constater, presque jusqu'au mode de leur distribution définitive.

Variétés.

Parmi les divisions collatérales que fournit l'artère plantaire superficielle, le long du métacarpe, et qui, comme nous l'avons déjà dit, sont extrêmement variables dans leur nombre, leur origine et leur distribution, il s'en rencontre parfois *une* d'un fort calibre qui, en contournant, obliquement de haut en bas et de dedans en dehors, les tendons des deux muscles fléchisseurs des phalanges, accolée à une branche circonflexe et anastomotique entre les deux nerfs plantaires externe et interne à laquelle elle donne quelques *ramuscules*, va gagner le côté externe du métacarpe où elle se termine par un nombre variable de *rameaux* qui se distribuent spécialement à la peau, en s'anastomosant avec des divisions de l'artère métacarpienne externe, l'une des des deux branches terminales de la plantaire profonde qui pourrait conséquemment suppléer la plantaire superficielle.

Dans sa portion anti-brachiale, et non loin de son origine, l'artère plantaire superficielle fournit, assez souvent aussi, la branche précédemment décrite à l'occasion de la plantaire profonde, et de laquelle émanent quatre rameaux anastomotiques: deux ascendants et deux descendants.

Parfois enfin, et le cas est même très commun, cette artère se termine par *trois branches :* deux *latérales* qui constituent les *artères digitales*, et une *moyenne* d'un calibre moindre que chacune des deux autres dont nous donnerons la description, avant celle des artères digitales, de l'une desquelles elle naît presque aussi souvent que de la plantaire superficielle.

Branche terminale moyenne de l'artère plantaire superficielle.

Origine variable, trajet, rapports, divisions collatérales.

Née à angle droit ou obtus de l'artère plantaire superficielle, sur le milieu de sa face antérieure et immédiatement au dessus des artères digitales, et fort souvent aussi de la digitale externe, à une très petite distance de son origine, dans l'un et l'autre cas cette branche artérielle traverse presque aussitôt, d'arrière en avant, l'intervalle que laissent entre elles les deux branches terminales du ligament suspenseur du boulet pour aller se placer entre ce ligament et l'os principal du canon, où elle forme une arcade à convexité supérieure de laquelle naissent *cinq rameaux : trois ascendants* ou *récurrents*, et *deux descendants*. Cette arcade, appelée *sésamoïdienne* en vétérinaire, correspond assez bien à l'*arcade palmaire profonde de la main* de l'homme.

Arcade sésamoïdienne.

Rameaux ascendants.

Deux des *trois rameaux ascendants* vont, en décrivant de nombreuses flexuosités et en passant contre le cul-de-sac supérieur de la membrane synoviale de l'articulation métacarpo-phalangienne dans lequel ils jettent quelques *ramuscules*, s'anastomoser par inosculation et à plein canal avec les deux branches métacarpiennes de l'artère plantaire profonde, ou bien encore et seulement avec le tronc flexueux résultant de la fusion de ces deux branches à leur terminaison.

Le *troisième rameau ascendant*, un peu moins fort, mais non moins flexueux que les deux précédents, se distribue spécialement au ligament suspenseur du boulet qu'il embrasse de ses *deux* principales *divisions* et au cul-de-sac que vient former la synoviale de l'articulation métacarpo-phalangienne entre les deux branches terminales de ce ligament; cette capsule articulaire et le ligament jaune élastique qui la tient attachée sur l'os principal du canon, reçoivent encore un nombre indéterminé et variable de *divisions* des deux premiers rameaux.

Les *deux rameaux descendants*, l'un *externe*, l'autre *interne*, vont se distribuer à l'articulation du boulet et à la peau qui recouvre cette jointure; le *rameau externe*, ordinairement plus fort et plus long que son congénère, fournit en outre à la peau du métacarpe, du fanon et du pli phalangien [1]. Rameaux descendants, au nombre de deux. Mode de distribution.

Artères collatérales des phalanges

ou artères digitales.

Branches de terminaison principales et constantes de l'artère plantaire superficielle, au nombre de *deux* que l'on distingue en *externe* et en *interne*, eu égard à leur position respective sur les côtés du doigt unique par lequel se termine le pied [2] dans les animaux du genre cheval, les artères digitales ont une si grande importance au point de vue chirurgical, que pour préciser aussi rigoureusement que possible leurs rapports, nous les examinerons successivement au dessus de *l'articulation métacarpo-phalangienne*, sur cette même *articulation*, et enfin, au *dessous*. Définition, nombre, distribution, division en trois portions.

Aussitôt après leur naissance, chaque artère digitale se dégage obliquement de dessous les tendons des deux muscles fléchisseurs de la région phalangienne, en 1re Portion. Direction, rapports.

[1] Ou du pli du paturon.

[2] Pris dans son acception la plus générale.

s'écartant de sa congénère qui affecte absolument la même disposition, pour aller, en passant d'abord entre les deux branches terminales du nerf plantaire correspondant et par dessous une veine qui revient de la peau du fanon, accompagnée de sa veine satellite qui est placée en avant, puis sous la branche antérieure de ce nerf qui la croise dans sa direction, gagner le côté de l'articulation métacarpo-phalangienne.

2e Portion. Là, cette artère s'infléchit sur le grand sésamoïde qu'elle contourne de haut en bas, située en arrière de sa veine satellite et en avant de la branche postérieure du nerf plantaire, pour descendre, ainsi flanquée, sur le côté des tendons des deux muscles fléchisseurs du doigt, où la recouvre un fascia fibreux qui semble avoir pour usage de maintenir la peau accolée sur le centre de la face postérieure du boulet, jusqu'au niveau de la première articulation inter-phalangienne.

3e Portion. Parvenue à ce point, l'artère digitale s'infléchit sur le côté de la seconde phalange, pour aller ensuite, en passant sous le milieu du cartilage latéral de la phalange onguéale, accompagnée seulement alors de la branche postérieure du nerf plantaire, et en parcourant un trajet assez direct sur le côté d'une des branches d'insertion du tendon perforé et du ligament postérieur de la dernière articulation phalangienne dont elle croise très obliquement la direction, gagner la petite éminence osseuse sur laquelle est attaché le cartilage précité où

Terminaison par deux branches. cette artère se termine par *deux branches* : l'une *antérieure*, l'autre *postérieure*.

Branches collatérales. Dans leur trajet les artères digitales émettent, à des hauteurs variables et par différents points de leur circonférence, mais surtout par leur face profonde et leurs deux côtés antérieur et postérieur, une succession de *divisions* qui couvrent d'abord et pénètrent ensuite de leurs nombreuses et très anastomotiques ramifications, les diverses parties constituantes de la région phalangienne, tels que : os, cartilages, ligaments, tendons, synoviales articulaires et tendineuses, coussinet plantaire, peau, bourrelet et tissu villoso-papillaire sous-onguéal.

Parmi celles de ces *divisions*, qui sont le plus constantes sous le double rapport de l'origine et du mode de distribution, nous mentionnerons spécialement :

Un nombre indéterminé et variable de *rameaux antérieurs* et *postérieurs* qui se distribuent à l'articulation métacarpo-phalangienne, aux tendons des muscles extenseurs de la région digitale, à la gaîne des tendons des deux muscles fléchisseurs de cette même région, et à la peau du boulet, en s'anastomosant entre eux et avec leurs congénères du côté opposé.

D'autres *divisions* de même calibre qui, naissant très près les unes des autres au niveau de l'extrémité supérieure de la première phalange, se distribuent : les *unes*, à l'articulation métacarpo-phalangienne, à la gaîne des tendons fléchisseurs et aux ligaments sésamoïdiens inférieurs ; les *autres*, à la peau du boulet et du pli phalangien, en s'anastomosant très largement avec leurs homologues du côté opposé.

Des *rameaux* qui vont, en jetant de nombreuses *divisions* dans les deux grands ligaments sésamoïdiens inférieurs, les tendons des muscles fléchisseurs des phalanges dans leur gaîne fibreuse et leurs brides d'assujétissement, se distribuer à la peau, en s'anastomosant : *d'une part*, avec de pareils rameaux de l'artère digitale du côté opposé, et *d'autre part*, avec des divisions d'un rameau de la branche suivante qui ont la même destination.

Une *branche* d'un fort calibre qui, naissant à angle droit de l'artère digitale, vers le milieu de la première phalange, se porte en avant et se partage presque aussitôt en *cinq* principaux *rameaux*.

Premier rameau.

Le *premier* monte obliquement par dessous la bride d'assujétissement du tendon de l'extenseur antérieur des phalanges, à laquelle il donne des *ramuscules*, pour aller se distribuer à l'articulation du boulet et à la peau qui recouvre le côté correspondant et la face antérieure de cette jointure.

Second rameau.

Le *second* va, en contournant la face antérieure de la première phalange, par dessous le tendon de l'extenseur auquel il donne de nombreux *ramuscules*, s'anastomoser avec un semblable rameau fourni par la branche homologue de l'artère digitale du côté opposé.

Troisième et quatrième rameaux.

Deux autres rameaux, beaucoup plus forts et plus longs que les précédents, descendent l'un au devant de l'autre dans le plan sous-cutané, sur la surface externe du tendon de l'extenseur antérieur des phalanges, qu'ils couvrent de leurs *divisions anastomotiques* dont la majeure partie se distribuent à la peau.

L'*un* de ces *deux rameaux*, le plus antérieur, se termine à quelques centimètres au dessus de la première articulation inter-phalangienne, en s'anastomosant par arcade avec un semblable rameau provenant de la branche correspondante de l'artère digitale du côté opposé; tandis que l'*autre* descend jusqu'au niveau du milieu de la seconde phalange, où il se termine par *deux* principales *divisions* qui s'écartent, s'infléchissent et se portent, flexueuses, l'une en avant, l'autre en arrière, pour aller s'anastomoser par arcade et à plein canal: l'*antérieure*, avec la division terminale correspondante d'un semblable rameau fourni par la branche homologue de l'artère digitale opposée, et la *postérieure*, avec la division antérieure de la bifurcation terminale du *cinquième* et dernier *rameau*.

Celui-ci descend presque parallèlement à l'artère digitale correspondante au devant de laquelle il est placé, en donnant une succession de *ramuscules* à la gaîne des tendons des muscles fléchisseurs du doigt et à la peau du pli phalangien, jusqu'au niveau du bord supérieur du fibro-cartilage de la dernière phalange où il se termine par *deux divisions*, l'une *antérieure*, l'autre *postérieure*, qui vont s'anastomoser par arcade : la *première*, avec la division terminale postérieure du rameau précédent, et la *seconde*, avec une semblable division d'un rameau correspondant fourni par la branche homologue de l'artère digitale du côté opposé.

Cercle coronaire superficiel.

De l'ensemble des anastomoses en arcade de ces quatre derniers rameaux qui émanent deux à deux, ou par paires, de la plus considérable de toutes les branches fournies par chacune des artères digitales, résulte, comme on le voit, un grand *cercle artériel* qui circonscrit parallèlement au bord supérieur de l'ongle et dans le plan sous-cutané, toute l'étendue du périmètre de cette partie de la région phalangienne que l'on désigne en vétérinaire sous le nom de *couronne*.

Du contour inférieur de ce cercle artériel, que nous nommerons *cercle coronaire superficiel*, pour le distinguer d'un autre que nous appellerons *cercle coronaire profond*, naissent une foule de *ramuscules* chevelus qui descendent, flexueux, dans cette partie renflée et modifiée de la peau à laquelle on donne communément le nom de *bourrelet* ou de *cutidure* [1], et qui constitue, au

[1] Bracy Clarck.

moins dans l'état physiologique, la véritable matrice de formation de la paroi du sabot.

Ces ramuscules, qui pénètrent ainsi le bourrelet, communiquent entre eux et se terminent en s'anastomosant : d'*une part*, avec des ramuscules récurrents ou ascendants, provenant des divisions que la branche terminale antérieure de chacune des artères digitales envoie au tissu feuilleté ou podophylleux sous-onguéal qui revêt la face antérieure de la dernière phalange, et avec d'autres divisions également ramusculaires et ascendantes qui, naissant de la branche terminale postérieure de ces mêmes artères, sortent en très grand nombre de l'intérieur de la phalange onguéale par les trous dont cet os est parsemé sur sa face antérieure, pour venir se distribuer au tissu feuilleté qui recouvre cette face ; d'*autre part* enfin, et au niveau des talons, avec des ramuscules provenant : les uns, de la branche terminale antérieure de l'artère digitale ; les autres, de l'artère correspondante du coussinet plantaire.

Après avoir donné cette branche et quelques *rameaux* qui se distribuent aux deux principaux ligaments sésamoïdiens inférieurs, à la gaîne des tendons fléchisseurs, et à la peau du pli phalangien[1], chaque artère digitale émet encore, et d'abord en arrière :

Artère du coussinet plantaire.

L'*artère du coussinet plantaire*. Née à angle aigu au niveau de la première articulation inter-phalangienne, cette artère, d'un assez gros calibre, descend, accompagnée du nerf de même nom, le long de la face postérieure du coussinet plantaire dans lequel elle pénètre ensuite obliquement et se divise presque aussitôt en *deux branches*, l'*une antérieure*, l'*autre postérieure* qui, après

Branches terminales et collatérales.

[1] Ou du paturon.

avoir jeté de nombreuses *divisions* dans ce coussinet élastique, en sortent à l'état de *ramuscules*, pour venir se répandre et se terminer dans le tissu villoso-papillaire sous-corné auquel il sert de support, en s'anastomosant: d'*une part*, avec de semblables divisions de l'artère homologue du côté opposé; et d'*autre part*, avec les divisions d'un rameau qui, né de la branche terminale antérieure de l'artère digitale correspondante, se distribue au tissu podophylleux du talon et de la barre du même côté.

A l'opposé, et presque en regard de l'artère du coussinet plantaire, naît un *rameau* circonflexe qui, en passant sous le tendon de l'extenseur, gagne le milieu de la seconde phalange où il s'anastomose avec un pareil rameau de l'artère digitale opposée, en formant une arcade transverse de laquelle partent de nombreux *ramuscules* qui se distribuent aux parties environnantes, et dont quelques uns vont aboutir au cercle coronaire superficiel qu'ils concourent à former. Rameaux circonflexes.

Un peu plus bas, et en arrière, un autre *rameau* également circonflexe qui gagne, en passant par dessous le tendon du fléchisseur profond, le milieu de la face postérieure de la seconde phalange, où il s'anastomose avec un semblable rameau de l'artère opposée, en formant une arcade transverse de laquelle naissent des *divisions* qui se distribuent au bourrelet glénoïdien de cette phalange, aux branches terminales du tendon perforé, et au cul-de-sac que la synoviale de la dernière articulation phalangienne vient former au dessus du petit sésamoïde.

Ces quatre rameaux circonflexes, qui naissent par paires de chaque artère digitale, forment le *cercle coronaire profond*. Cercle coronaire profond.

Enfin, dans le reste de son trajet, l'artère digitale donne encore un nombre indéterminé et variable de *ra-*

neaux innominés, au fibro-cartilage de la phalange onguéale qui la recouvre, au cordon nerveux qui l'accompagne et en longe le côté externe, au ligament latéral postérieur de la dernière articulation phalangienne, contre lequel elle descend, à la membrane synoviale de cette même jointure, et au coussinet plantaire qui la sépare du cartilage précité.

Branches terminales des artères digitales.

1° Branche antérieure.

Définition, trajet, direction, rapports.

A. Des *deux branches* par lesquelles se termine chacune de ces importantes artères, l'*antérieure*, la moins considérable, gagne, accompagnée du nerf correspondant, par un trajet légèrement oblique en bas, en arrière et en dehors, le trou dont est percée, à sa base, la petite éminence qui sert de support au fibro-cartilage latéral de la dernière phalange, le traverse en s'infléchissant et parcourt ensuite, d'arrière en avant, le sillon transverse et circonflexe que porte cette même phalange sur le côté de sa face antérieure, en envoyant, dans toutes les directions, au tissu feuilleté ou podophylleux sous-onguéal qui recouvre cette face, une foule de *divisions* dont les *unes* s'y arborisent et s'y terminent en s'anastomosant entre elles et avec de semblables divisions de la branche homologue de l'artère digitale du côté opposé qui affectent absolument la même disposition; tandis que les *autres* remontent, flexueuses, jusque dans le bourrelet où elles se distribuent et se terminent en contractant des anastomoses avec les divisions chevelues qui, du cercle coronaire superficiel où elles prennent naissance, descendent se distribuer, tout à la fois, à cette même partie modifiée de la peau et au tissu feuilleté ou podophylleux sous-onguéal qui, conséquemment à cette dernière disposition organique, doit en être considéré comme la continuité.

Divisions collatérales.

Divisions terminales.

Après avoir émis ces deux ordres de divisions, la

branche terminale antérieure de l'artère digitale, réduite à un très petit calibre, pénètre dans l'épaisseur de la phalange onguéale, à la faveur d'un ou de deux des trous dont cet os est percé au point où s'éteint le sillon horizontal de sa face antérieure, pour aller se réunir et se confondre, par *un* ou *deux rameaux* au cercle artériel que forment, dans son intérieur, les branches postérieures des artères digitales en s'y anastomosant entre elles par arcade et à plein canal.

Indépendamment de toutes les divisions dont il vient d'être fait mention, cette branche terminale antérieure fournit encore successivement : et d'abord, avant de traverser le trou à la faveur duquel elle gagne la face antérieure de la troisième phalange, une petite *branche* qui, après avoir donné de nombreux *rameaux* au tissu sous-onguéal du talon, des barres et même à celui de la sole, s'insinue obliquement entre le coussinet plantaire et l'expansion terminale du tendon du muscle perforant auxquels elle donne des *divisions*, et se termine ensuite en s'anastomosant ; d'une part et *en avant*, avec une division de l'artère du côté opposé qui affecte la même disposition ; d'autre part et *en arrière*, avec la branche antérieure de chacune des deux artères du coussinet plantaire qui s'anastomosent aussi entre elles à une certaine distance de la pointe de l'organe auquel elles sont destinées.

Cette dernière branche provient parfois de l'artère digitale elle-même immédiatement au dessus de sa bifurcation terminale.

Enfin, au moment même où la branche antérieure de l'artère digitale entre dans le sillon antérieur de la dernière phalange, elle émet encore *une* ou *plusieurs divisions* descendantes, d'un assez gros calibre, qui vont : les *unes*, se distribuer au tissu velouté sous-onguéal de la sole, et les *autres*, se joindre à une grande artère circonflexe qui entoure en cercle le bord inférieur de la phalange onguéale et dont il sera fait mention plus loin.

2° Branche postérieure.

Définition, trajet, direction, rapports.

B. La *branche postérieure* de l'artère digitale, que l'on peut considérer, eu égard à sa direction et surtout à son calibre, comme la continuation de cette artère elle-même, se place immédiatement après son origine dans un sillon inflexe de la phalange onguéale à la faveur duquel elle gagne, en parcourant un trajet oblique en bas, en avant et en dedans vers le centre de la face plantaire du doigt, le trou correspondant de la face inférieure de cette même phalange dans l'intérieur de laquelle elle pénètre par cette voie, pour aller ensuite, en continuant de décrire une courbure à concavité postérieure, s'anastomoser à son centre par arcade et à plein canal avec la branche homologue de l'artère digitale du côté opposé qui affecte absolument la même disposition.

Cercle artériel interieur.

De ce *cercle artériel* que forment à l'intérieur de la dernière phalange les branches postérieures des deux artères digitales, naissent deux ordres de divisions : les *unes supérieures*, les *autres inférieures*.

Divisions supérieures et inférieures :

1° Divisions superieures.

Trajet, distribution, anastomoses.

A. Les *premières*, en très grand nombre et généralement d'un petit calibre, sortent par la plupart des trous dont est parsemée la face antérieure de la dernière phalange, pour se distribuer, tout à la fois, au tissu feuilleté sous-onguéal qui se trouve par conséquent comme implanté sur cette face, et au tissu papillaire du bourrelet, en contractant de nombreuses anastomoses : *d'une part*, avec les divisions que la branche antérieure fournit au même tissu podophylleux, et *d'autre part*, avec les ramuscules chevelus qui, du cercle artériel coronaire superficiel, descendent dans le bourrelet et de là dans le tissu feuilleté.

B. Les *secondes*, en nombre variable de *huit* à *douze* de chaque côté et d'un calibre généralement plus fort que la plupart des divisions précédentes ; sortent par les trous du bord inférieur de la phalange onguéale et par quelques uns seulement de ceux qui sont placés au dessus de ce bord, jettent une foule de *ramuscules* dans le tissu podophylleux qui les entoure, se bifurquent ensuite et s'anastomosent entre elles en formant une succession de petites arcades, de l'ensemble desquelles résulte une grande *artère circonflexe* qui embrasse par sa concavité tout le périmètre du bord inférieur de la dernière phalange, et à l'ouverture de laquelle sont particulièrement dues les hémorrhagies abondantes que l'on obtient quand on pratique des saignées locales sur les différents points du contour extérieur du sabot correspondant à l'angle de réunion de la sole et de la paroi. 2° Divisions inférieures. Nombre, calibre. Trajet, distribution, anastomoses. Artère circonflexe.

De cette grande *artère circonflexe*, à la formation de laquelle concourt, ainsi que nous l'avons déjà dit, la branche antérieure de l'artère digitale par *une* ou *plusieurs divisions* qui descendent, en passant sur l'éminence patilobe, dans le tissu podophylleux correspondant au talon, naissent de chaque côté un nombre variable de *dix* à *douze rameaux* d'un assez gros calibre qui, en convergeant vers le centre de la face plantaire du doigt, se distribuent au tissu villoso-papillaire sous-onguéal qui répond à la sole en y formant un vaste réseau anastomotique. Artère circonflexe, divisions, nombre, distribution.

Indépendamment de toutes ces divisions si remarquablement anastomotiques entre elles et avec celles du côté opposé, tant à la surface que dans la profondeur de la phalange onguéale, la branche terminale postérieure de l'artère digitale émet encore, avant de pénétrer dans le trou qui la conduit à l'intérieur de l'os, un *rameau circonflexe* très ténu qui va, en passant entre le moyen d'union du petit sésamoïde avec la dernière phalange et le feuillet externe de la synoviale sésamoïdienne auxquels il donne des *ramuscules*, s'anastomoser sur le milieu du doigt avec un semblable rameau fonrni par la branche homologue de l'artère digitale du côté opposé.

Point de veine satellite.

Ni l'une ni l'autre des deux branches terminales des artères digitales n'ont de veine satellite, et la branche antérieure est seule accompagnée d'un cordon nerveux qui la recouvre à son passage dans le sillon transverse de la phalange onguéale.

Résumé de la distribution des troncs brachiaux.

Chaque tronc brachial se distribue : 1° aux os, aux ligaments, aux muscles et au tégument de cette partie du dos appelée *garrot* [1], par l'artère dorsale ; 2° aux grands muscles cervicaux supérieurs, au ligament sus-épineux cervical et à la peau du cou, par l'artère cervicale supérieure et par quelques unes des branches collatérales de l'artère vertébrale correspondante ; 3° aux diverses parties constituantes des parois latérales et inférieures du thorax et de l'abdomen, au médiastin, au thymus dans le fœtus, aux ganglions lymphatiques de l'entrée de la poitrine, au péricarde et aux muscles pectoraux, par les artères sus-sternale, thoracique ex terne et intercostales antérieures ; 4° à la plupart des grands muscles cervicaux inférieurs superficiels, aux ganglions lymphatiques situés à l'entrée de la poitrine

[1] En vétérinaire.

et en avant de l'angle de l'épaule, au trapèze cervical et à la peau du cou, par l'artère cervicale inférieure; 5° aux deux portions cervicale et dorsale de la moelle épinière, à l'encéphale, à la plupart des muscles cervicaux profonds supérieurs et inférieurs, par l'artère vertébrale, déjà nommée, et par les rameaux spinaux des artères dorsale et cervicale supérieure; 6° enfin, au membre thoracique tout entier : et d'abord à l'*épaule*, par les artères sus-scapulaire et sous-scapulaire, cette dernière fournit en outre au pannicule charnu et au muscle grand dorsal; au *bras*, par toutes les divisions collatérales de l'artère humérale, dont les principales sont : les musculaires antérieures et postérieures du bras, la médullaire de l'humérus et les artères collatérales du coude; à l'*avant-bras*, par les deux principales branches de terminaison de l'artère humérale, qui sont les radiales, l'une antérieure, l'autre postérieure; au *métacarpe*, par les deux artères plantaires, superficielle et profonde, provenant de l'artère radiale postérieure dont elles constituent les deux branches de terminaison; et en dernier lieu enfin, à la *région phalangienne* tout entière, par les deux artères digitales formant dans le pied des animaux, comme dans la main de l'homme, un double système artériel, l'un superficiel et l'autre profond qui, en raison des communications très multipliées et très larges qu'ils ont entre eux, peuvent facilement se suppléer.

Le tronc brachial droit fournit, en plus que le tronc brachial gauche, le tronc commun d'origine des deux carotides primitives dont le mode de distribution nous est déjà connu.

AORTE POSTÉRIEURE.

Définition, origine, calibre, direction, trajet. Cette artère, dont le calibre égale au moins celui du tronc aortique qui lui donne naissance, se dirige immédiatement en haut d'abord, puis en arrière en décrivant une grande courbure à convexité antérieure, nommée *crosse de l'aorte*, pour gagner le côté gauche de la face inférieure du rachis que cette artère atteint au niveau de la septième vertèbre dorsale et le long duquel elle marche ensuite jusqu'au diaphragme.

Crosse.

Parvenue à ce point, l'aorte s'incline un peu à droite, se place sur la ligne médiane, traverse l'espèce de cintre que lui forment les piliers du diaphragme, pénètre dans la cavité abdominale et parcourt ensuite le plan médian des lombes jusqu'au niveau de la cinquième vertèbre de cette région où elle se termine par deux bifurcations successives : *l'une antérieure*, composée des deux *artères iliaques externes; l'autre postérieure*, formée par les deux *artères iliaques internes.*

Branches terminales.

Particularité. Dans les vieux animaux, la crosse de l'aorte présente très souvent du côté de sa convexité une dilatation anormale, paraissant être le résultat de l'impulsion incessante et très forte du sang contre cette partie du vaisseau qui répond en ligne directe à l'ouverture ventriculaire du tronc aortique.

Division en deux portions, l'une thoracique, l'autre abdominale. Pour faciliter l'étude de l'aorte postérieure, on divise généralement cette artère en deux portions : l'une *thoracique*, l'autre *abdominale*, correspondant, comme on le voit, très exactement à chacune des deux cavités splanchniques que cette artère parcourt successivement.

Ces deux portions de l'aorte ou de la *grande artère*,

comme l'appelaient encore les anciens, sont désignées collectivement dans l'homme sous le nom d'*aorte descendante.*

1° AORTE THORACIQUE

et ses divisions.

Cette première portion de l'aorte postérieure est la plus considérable des deux. Située d'abord dans le médiastin postérieur, entre les deux lobes pulmonaires où elle est en quelque sorte flottante, cette artère longe ensuite le côté gauche de la face inférieure du corps des onze dernières vertèbres dorsales qui semblent lui servir, tout à la fois, de soutien et de moyen de protection. **Définition, calibre, trajet, situation.**

Dans son trajet l'aorte thoracique répond : 1° par sa *crosse* qui se trouve comprise entre les deux lames du médiastin postérieur, aux deux lobes pulmonaires, au canal thoracique, à l'œsophage et à la grande veine azygos qui croisent obliquement sa direction; 2° par sa partie *sous-dorsale*, au corps des onze dernières vertèbres du dos, à la grande veine azygos de laquelle la sépare le canal thoracique, à des pelotons adipeux, à une série de vaisseaux et de ganglions lymphatiques, aux veines intercostales gauches qui viennent en nombre variable se jeter dans l'azygos en contournant le corps des vertèbres dorsales, et enfin aux deux plèvres médiastines. **Rapports.**

Les branches collatérales fournies par l'aorte thoracique se distinguent en *pariétales*, ce sont : les artères *intercostales postérieures ;* et en *viscérales*, ce sont : les artères *bronchique et œsophagienne.* **Distinction des branches collatérales en pariétales et en viscérales.**

Branches pariétales.

Artères intercostales postérieures

ou aortiques.

Définition, nombre variable.

Les intercostales aortiques, encore nommées intercostales postérieures, pour les distinguer des intercostales antérieures fournies par les artères dorsale et cervicale supérieure, sont au nombre de *treize* ou de *quatorze*, suivant que la branche sous-costale de la dorso-musculaire fournit jusqu'au cinquième espace intercostal ou qu'elle s'arrête au quatrième.

Origine, trajet, direction.

Nées sous des angles variés, à la suite l'une de l'autre et par paires, des côtés de la face supérieure de l'aorte, à partir du point où cette artère s'accolle aux vertèbres dorsales jusqu'à celui où elle traverse le diaphragme, les intercostales postérieures contournent de dedans en dehors et de bas en haut, accompagnée de leur veine satellite, le côté du corps des vertèbres dorsales, pour aller gagner l'extrémité supérieure des espaces intercostaux, où chacune d'elles s'infléchit et se termine par *deux branches* : l'une *supérieure*, l'autre *inférieure*.

Terminaison par deux branches.

Rapports.

Depuis leur origine, jusqu'à leur bifurcation terminale, les artères intercostales droites et gauches sont en rapport : d'un côté, avec le corps des vertèbres, et de l'autre avec la plèvre et le cordon sous-costal du trisplanchnique.

Différences des intercostales droites et gauches.

Les intercostales droites un peu plus longues que les gauches, en raison de la position de l'aorte thoracique sur le côté gauche du rachis, répondent en outre : au canal thoracique et à la grande veine azygos, au dessus desquels elles sont placées; les dernières intercostales gauches sont en rapport, dans le même sens, avec la petite veine azygos lorsqu'elle existe ; enfin, les deux ou trois dernières intercostales droites et gauches sont séparées des plèvres par les muscles psoas, grand et petit qui les recouvrent.

Divisions collatérales.

Dans leur trajet, les intercostales émettent un assez grand nombre de *rameaux* et de *ramuscules* qui se distribuent au corps des vertèbres, aux parois de l'aorte, aux plèvres et à toutes les autres parties avec lesquelles ces artères sont en rapport, et que nous avons indiquées plus haut.

Branches terminales.

Branche supérieure ou dorso-spinale. Trajet, rapports.

A. La *branche supérieure* ou *dorso-spinale* de chacune des artères intercostales postérieures, d'un calibre moins considérable que l'inférieure, monte directement contre l'articulation transverso-costale dans laquelle elle jette quelques *divisions* et se subdivise presque aussitôt en *deux* autres *branches :* l'une *spinale* qui pénètre par le trou de conjugaison correspondant dans le canal vertébral pour aller se distribuer à la moelle épinière, à ses enveloppes, aux ganglions spinaux et aux filets d'origine des nerfs dorsaux ; l'autre *dorsale* plus longue et plus forte passe successivement en dessous des muscles sus-costaux, ilio-spinal et transversaire épineux, fournit des *divisions* à ces muscles, à la partie spinale des vertèbres, au ligament inter-épineux correspondant contre lequel elle monte, traverse ensuite les aponévroses superficielles et se perd enfin dans le ligament sus-épineux et dans la peau de la région dorsale.

Subdivision en deux branches :

1° Spinale ;

2° Dorsale.

Par leurs branches supérieures, toutes les intercostales s'anastomosent entre elles et avec les divisions correspondantes des artères lombaires et dorso-musculaire.

Branche inférieure ou intercostale.

B. La *branche inférieure* ou *intercostale* proprement dite est, eu égard à son calibre et à sa direction, la véritable continuation du tronc primitif.

Situation, rapports.

Du milieu de l'espace intercostal, où elle se trouve placée à son origine, cette branche artérielle gagne, accompagnée de sa veine satellite et du nerf correspondant, la scissure costale dans laquelle elle descend ensuite, située d'abord, entre la plèvre et le muscle intercostal interne, puis entre les deux muscles intercostaux, jusque vers le tiers ou le quart inférieur de l'espace intercostal où, après s'être dégagée de tout rapport direct avec la côte, elle se termine en s'anastomosant avec les divisions que l'artère thoracique interne et sa branche de terminaison asternale fournissent aux muscles intercostaux, à partir du cinquième espace intercostal jusqu'au treizième inclusivement.

Les cinq dernières intercostales, après avoir atteint l'extrémité inférieure des espaces intercostaux, se plongent dans les muscles obliques de l'abdomen, où elles se terminent en s'anastomosant avec des divisions des artères abdominales antérieure et postérieure, lombaires et circonflexe iliaque.

Divisions collatérales.

Dans leur trajet les artères intercostales fournissent des *rameaux* de différents calibres et en nombre variable aux muscles intercostaux, aux côtes, à la plèvre, aux muscles dentelés de l'épaule et de la respiration, intercostal commun, ilio-spinal, au pannicule charnu et à la peau qui revêt le côté du thorax.

Analogies.

Pour compléter la description de ces artères, nous ajouterons : 1° que les intercostales droites et gauches postérieures offrent, à peu de chose près, le même diamètre; 2° que la différence de calibre qui existe entre les intercostales aortiques d'un même côté est aussi très légère; 3° qu'il n'est pas très rare de voir les deux premières intercostales postérieures droite et gauche provenir de l'aorte par un tronc qui leur est commun;

4° enfin, que l'artère œsophagienne naît parfois de l'aorte en commun avec la première intercostale droite.

Artère bronchique

ou bronchiale.

Branches viscérales.

Définition, origine variable, trajet, rapports.

L'artère bronchique est le tronc commun des vaisseaux nourriciers du poumon. Née de la concavité de la crosse de l'aorte à angle droit, tantôt isolément, tantôt et le plus souvent en commun avec l'artère œsophagienne, en dessous et à une très petite distance en avant de la première intercostale droite postérieure de laquelle elle provient parfois, l'artère bronchique, quelle que soit son origine, gagne, en parcourant un trajet vertical et légèrement flexueux entre les deux lames du médiastin postérieur et à droite de l'œsophage, la base des bronches où elle se termine par *deux branches* distinguées en *droite* et en *gauche*.

Terminaison par deux branches.

Chacune de ces branches pénètre aussitôt dans le lobe pulmonaire qui lui correspond et s'y ramifie en accompagnant les divisions bronchiques jusqu'à leur terminaison dans le centre des lobules pulmonaires.

Divisions collatérales.

Depuis son origine jusqu'à sa bifurcation terminale, l'artère bronchique fournit des *rameaux* en nombre indéterminé et variable au médiastin postérieur, à l'œsophage, à l'oreillette gauche du cœur, aux ganglions lymphatiques bronchiques et au plexus nerveux pulmonaire.

D'après Haller, la plupart des anatomistes admettent aujourd'hui des communications anastomotiques entre les capillaires de l'artère bronchique et ceux de l'artère pulmonaire.

Artère œsophagienne.

Destination, origine variable.

Spécialement destinée à la partie de l'œsophage qui s'étend depuis la base du cœur jusqu'à l'estomac, cette artère d'un petit diamètre naît a angle droit de la concavité de la crosse de l'aorte, soit isolément, soit et le plus souvent, par un tronc commun avec l'artère bronchique dont elle semble n'être alors qu'une branche de bifurcation.

Trajet, rapports.

Dans l'un et l'autre mode d'origine, l'artère œsophagienne, accompagnée de sa veine satellite et des deux nerfs œsophagiens supérieurs provenant du plexus bronchique, se porte *d'abord* obliquement en arrière et en bas, *puis* horizontalement entre les deux lames du médiastin postérieur, au dessus et à quelque distance de l'œsophage, s'accolle ensuite à ce conduit et l'accompagne jusqu'à l'estomac où elle se termine en s'anastomosant avec des divisions de l'artère gastrique et en affectant une disposition particulière que nous ferons connaître en traitant de cette dernière artère.

Divisions collatérales.

Dans son trajet, l'artère œsophagienne fournit un très grand nombre de *divisions* longues et ténues qui se distribuent à l'œsophage, au médiastin postérieur et aux parois de l'aorte postérieure.

Variete.

Les nerfs œsophagiens inférieurs sont souvent accompagnés jusqu'à l'estomac par *une* des branches collatérales de l'œsophagienne qui répète assez bien la disposition de l'artère principale.

2° AORTE ABDOMINALE

et ses divisions.

Moins longue, mais tout aussi rameuse que l'aorte

thoracique, l'aorte abdominale occupe la ligne médiane et inférieure de la région lombaire. Elle répond, *à droite*, à la veine cave postérieure ; *à gauche*, au petit psoas et à la capsule surrénale du même côté ; *en haut*, au canal thoracique, au réservoir de Pecquet, aux veines lombaires gauches qui contournent le corps des vertèbres, pour gagner la veine-cave postérieure, au ligament vertébral commun inférieur, et aux tendons des piliers du diaphragme qui lui forment une espèce de demi-canal ; *en bas*, au pancréas et au duodénum qui croisent obliquement sa direction, au bord supérieur des mésentères de l'intestin grêle et de la portion gastro-rectale du colon, à des amas de ganglions lymphatiques, à une foule de cordons nerveux qui s'enlacent autour d'elle, à une couche cellulo-adipeuse et enfin au péritoine. Définition, situation, rapports.

Les branches collatérales de l'aorte abdominale, comme celles de l'aorte thoracique, peuvent être distinguées en *pariétales* et en *viscérales*. Distinction des branches en pariétales et en viscérales.

Les *branches pariétales* sont : les artères *diaphragmatiques supérieures* et *lombaires*.

Les *branches viscérales* sont : les artères *cœliaque*, *mésentérique antérieure*, *rénales*, *surrénales*, *spermatiques* ou *ovariennes*, *mésentérique postérieure*, *adipeuses*, *nerveuses* et *ganglionnaires*.

Artères diaphragmatiques supérieures

Branches pariétales.

ou phréniques supérieures [1].

Les artères diaphragmatiques supérieures ou sus-diaphragmatiques, ainsi nommées par opposition aux Définition, synonymie.

[1] Diaphragmatiques inférieures dans l'homme.

Nombre. diaphragmatiques inférieures ou sous-diaphragmatiques provenant de l'asternale, sont au nombre de deux, l'une *droite*, l'autre *gauche*.

Origine variable. Ces artères naissent de la face inférieure de l'aorte au moment où celle-ci traverse l'ouverture supérieure du diaphragme, tantôt par un tronc commun, tantôt, et le plus ordinairement, à côté l'une de l'autre ; quelquefois enfin elles proviennent du tronc cœliaque, ou de la première lombaire, et plus rarement de l'artère gastrique.

Trajet, direction. Chacune des artères sus-diaphragmatiques, quelle que soit son origine, se dirige obliquement en avant et en bas, pour gagner celui des piliers du diaphragme auquel elle est destinée.

Il arrive parfois que la sus-diaphragmatique droite communique par un fort rameau avec une des branches terminales de l'artère gastrique, au niveau de l'ouverture œsophagienne du diaphragme.

Artères lombaires.

Nombre, analogie avec les intercostales. Ces artères, en nombre variable de *cinq* à *six* de chaque côté, présentent, sous le double rapport de leur origine et de leur distribution, la plus grande analogie avec les intercostales.

Origine. Les quatre premières artères lombaires naissent directement, et sous différents angles, de la face supérieure de l'aorte abdominale, la sixième et parfois la cinquième, émanent de l'artère iliaque interne.

Trajet, direction, rapports. A partir de leur origine, quelle qu'elle soit, toutes ces artères montent, obliquement de dedans en dehors, sur le côté du corps des vertèbres lombaires, en jetant de

Divisions collatérales. nombreuses divisions dans ces os, dans leur périoste, et dans les muscles psoas qui les recouvrent, jusqu'au niveau des trous de conjugaison où chacune d'elles se termine par *deux branches* principales, l'une *supérieure* ou *lombo-spinale*, l'autre *inférieure* ou *abdominale*. Terminaison par deux branches :

A. La *branche supérieure*, analogue tout à fait à la branche dorso-spinale des artères intercostales postérieures, se subdivise, après un court trajet, en *deux autres branches* : l'*une* pénètre dans le canal vertébral par le trou de conjugaison, pour aller se distribuer à la moelle, à ses enveloppes et aux nerfs ; tandis que l'*autre*, d'un calibre beaucoup plus fort, remonte s'arboriser et se terminer dans les diverses parties osseuses, ligamenteuses, musculaires, aponévrotiques et tégumentaire de la région spinale des lombes, en affectant la même disposition que les branches dorso-spinales des artères intercostales. 1° Branche supérieure ou lombo-spinale. Subdivision en deux autres branches.

B. La *branche inférieure* ou *abdominale* se porte transversalement en dehors, jette des divisions dans les muscles psoas, carré et inter-transversaires lombaires, et se termine dans les muscles obliques et transverse de l'abdomen, en s'anastomosant avec des divisions de la branche antérieure de l'artère circonflexe iliaque qui ont la même destination. 2° Branche inférieure ou abdominale.

La *troisième*, la *quatrième* et la *cinquième artère lombaire*, sont les plus considérables ; et en raison de la position de l'aorte abdominale sur le côté gauche du corps des vertèbres, les artères lombaires droites ont un peu plus de longueur que les gauches ; à part cette légère différence, le mode de distribution de ces artères est, à peu de chose près, le même pour toutes. Différences.

Branches viscérales.

ARTÈRE OU TRONC CŒLIAQUE[1],

tronc opisthogastrique de Chaussier[2].

Définition.

La cœliaque est le tronc commun des artères destinées à l'estomac, au foie, à la rate, au pancréas et à l'épiploon, ou en d'autres termes, à ce groupe d'organes au moyen desquels s'accomplissent les premiers et les principaux phénomènes de la digestion proprement dite.

Origine, direction.

Elle naît de l'aorte au moment même où cette artère pénètre dans la cavité abdominale, à angle droit et sur le milieu de sa face inférieure, se dirige verticalement en bas, et se termine presque aussitôt en donnant naissance à *trois branches* dont la dénomination rappelle pour chacune la principale destination, ce sont : 1° l'artère *gastrique*, 2° l'artère *splénique*, 3° l'artère *hépatique*.

Terminaison par trois branches.

Rapports.

L'artère cœliaque, dont le trajet n'excède pas deux centimètres, répond : à la veine splénique, au bord antérieur du pancréas, aux piliers du diaphragme, à quelques ganglions lymphatiques, aux nerfs grands splanchniques, au péritoine, et plus immédiatement encore à un vaste plexus nerveux qui l'environne de toutes parts et auquel elle semble servir de support.

Divisions collatérales.

Les *divisions* collatérales que fournit parfois la cœliaque sont destinées aux parties avec lesquelles cette artère est directement en rapport.

1° *Artère gastrique.*

Définition.

L'artère gastrique, encore nommée dans l'homme *co-*

[1] Du grec κοιλία, intestin.

[2] Du grec όπισθος, par derrière, et de γαστηρ, estomac.

ronaire stomachique en raison de sa disposition en demi-cercle au dessus de la petite courbure de l'estomac, et *gastrique supérieure* par opposition aux artères gastriques inférieures que fournissent la splénique et les épiploïques gauche et droite, est la moins considérable des trois branches terminales de la cœliaque dont elle naît quelquefois par un tronc qui lui est commun avec l'artère splénique. Origine.

Cette artère, quel que soit son mode d'origine, se porte immédiatement en avant, en bas et un peu à droite, au devant du pancréas d'abord, puis entre les deux lames de l'épiploon hépato-gastrique où elle se partage presque aussitôt en *deux branches* de calibre inégal qui gagnent, en suivant à peu près la même direction que le tronc primitif : l'*une*, la paroi antérieure, l'*autre* la paroi postérieure de l'estomac, en atteignant ce viscère par sa petite courbure. Trajet, rapports. Terminaison par deux branches :

A. La *branche antérieure* ou l'*artère gastrique gauche* la moins considérable des deux, se distribue particulièrement : 1° au sac gauche de l'estomac, dans les parois duquel elle contracte de nombreuses anastomoses avec des divisions de l'artère splénique qui ont la même destination ; 2° à la petite courbure et au pourtour de l'ouverture œsophagienne du même viscère, où elle forme par ses rameaux appelés *cardiaques* dans l'homme, une espèce de cercle anastomotique avec les divisions terminales de l'artère œsophagienne. 1° Branche antérieure ou gastrique gauche.

B. La *branche postérieure* ou l'*artère gastrique droite*, spécialement destinée au sac droit de l'estomac dans les parois duquel elle envoie les deux tiers au moins de ses divisions, fournit un long et fort *rameau* qui gagne le pylore où il se termine en s'anastomosant avec les branches pyloriques de l'artère hépatique. 2° Branche postérieure ou gastrique droite.

Chacune des deux branches terminales de l'artère gastrique, en atteignant la petite courbure de l'estomac, se divise en un nombre indéterminé et variable de *rameaux* divergents qui, après avoir parcouru un trajet plus ou moins long et flexueux au dessous de la membrane péritonéale du viscère, traversent successivement ses tuniques musculeuse et celluleuse pour aller se terminer en un réseau inextricable dans sa membrane muqueuse.

Variété d'origine.

Lorsque les deux artères gastriques ont, ainsi que cela se fait assez souvent remarquer, une origine distincte et séparée, l'artère gastrique droite naît toujours de la cœliaque directement, et l'artère gastrique gauche de la splénique.

Résumé du mode de distribution des artères gastriques.

De la description qui précède, il résulte donc : 1° qu'il existe bien réellement deux artères gastriques : l'une *antérieure* spécialement destinée au sac gauche de l'estomac; l'autre *postérieure* essentiellement destinée au sac droit; 2° que ces deux artères, bien que naissant communément par un tronc commun, n'en sont pas moins distinctes, non seulement par leur position respective et leur destination principale, mais encore et assez souvent par leur origine, puisqu'il n'est pas rare de les voir naître isolément; 3° que l'artère gastrique droite est toujours plus considérable que la gauche; et que cette différence dans le calibre de ces deux artères coïncide très rigoureusement avec la différence d'activité et d'importance fonctionnelle qui existe entre les deux compartiments droit et gauche de l'estomac des animaux herbivores mono-gastriques.

Variété.

Indépendamment de ses deux branches terminales, l'artère gastrique fournit parfois encore une autre division collatérale très remarquable surtout sous le rapport de sa destination.

Cette division artérielle dont l'existence est loin d'être constante, et que j'ai vue naître de la cœliaque ou de la splénique, suit le même trajet que la branche gauche de l'artère gastrique, de laquelle elle provient parfois, traverse l'ouverture œsophagienne du diaphragme, pénètre dans la poitrine, s'anastomose largement avec l'artère œsophagienne et se divise ensuite en *deux branches* qui gagnent, à la faveur d'un petit ligament pleural[1] et en donnant des *divisions médiastines*, l'extrémité postérieure de chacun des lobes pulmonaires dans lesquels elles se terminent après avoir décrit un grand nombre de flexuosités sous la plèvre dans laquelle elles jettent l'une et l'autre une foule de *divisions*.

Divisions collatérales et terminales.

2° *Artère splénique.*

Définition. Trajet, rapports.

D'un calibre toujours un peu plus fort que chacune des deux autres branches terminales du tronc cœliaque, et en rapport comme elles avec un vaste plexus nerveux qui l'environne de toutes parts, l'artère splénique se porte, à partir de son origine, obliquement en avant et à gauche au dessus du pancréas jusqu'au bord antérieur de cette glande; parvenue à ce point, elle s'infléchit et descend aussitôt pour gagner la scissure splénique qu'elle parcourt de gauche à droite, accolée à sa veine satellite qui lui est inférieure, et à des chapelets lymphatiques, jusqu'à trois ou quatre travers de doigt

[1] Ce ligament pleural, qui sert à attacher chaque lobe pulmonaire au diaphragme n'a été, que je sache, indiqué jusqu'ici par aucun anatomiste.

environ de la pointe de la rate au-delà de laquelle elle se prolonge ensuite et se continue dans le grand épiploon sous le nom d'*artère épiploique gauche*.

Epiploïque gauche.

Divisions collaterales.

Depuis son origine jusqu'au niveau de la base de la rate, l'artère splénique fournit des *divisions* en nombre variable au pancréas, aux ganglions lymphatiques et aux nerfs qui l'environnent.

En parcourant la scissure splénique, elle donne *deux* ordres de *rameaux* : les uns *ascendants*, les autres *descendants*.

Les *rameaux descendants* ou *spléniques* généralement gros et courts, se plongent à diverses hauteurs dans la rate où ils se divisent et se terminent d'une manière qui n'est pas encore bien connue [1].

Les *rameaux ascendants* ou *gastriques*, moins forts, mais plus longs que les précédents, gagnent, par un trajet légèrement flexueux entre les deux lames de l'épiploon spléno-gastrique, la grande courbure de l'estomac à une certaine distance de laquelle ils se bifurquent pour se distribuer aux deux parois antérieure et postérieure de ce viscère en s'y anastomosant largement entre eux et avec les divisions des artères gastriques et épiploïques gauche et droite.

A partir de leur origine ces deux ordres de rameaux fournissent un nombre variable de *ramuscules* qui se distribuent aux ganglions lymphatiques spléniques et aux deux épiploons spléno-gastrique et spléno-colique.

Artère épiploique gauche.

L'artère *épiploïque gauche*, qui n'est en réalité que la continuation de l'artère splénique dans le grand épiploon,

[1] Suivant MM. Bourgery et Jacob, ces rameaux se termineraient en formant des espèces de petites houppes dans les aréoles veineuses de la rate.

longe de gauche à droite la grande courbure de l'estomac, en fournissant, comme l'épiploïque droite provenant de l'hépatique, et avec laquelle elle ne tarde pas à s'anastomoser par inosculation, une succession de *rameaux* plus ou moins flexueux; les uns *descendants* ou *épiploïques* qui se distribuent au grand épiploon; les autres *ascendants*, *gastriques* ou *épiplo-gastriques gauches*, qui gagnent l'estomac dans les parois duquel ils se distribuent en se comportant absolument de la même manière que les rameaux ascendants ou gastriques de l'artère splénique, c'est à dire, en formant unpremier réseau sous la séreuse péritonéale du viscère, puis un second sous la membrane charnue avant de pénétrer sa membrane muqueuse dans laquelle ils se terminent.

La première de toutes les divisions épiploïques, eu égard à son mode d'origine et à son calibre qui égale assez souvent et surpasse même parfois celui de l'épiploïque gauche, devrait être, selon nous, considérée comme une division terminale de l'artère splénique, qui alors se partagerait au moment où elle se détache de la rate pour se placer dans le grand épiploon, en *deux branches*, dont l'une serait la *grande artère épiploïque*, et l'autre l'artère *épiploïque gauche*. Une seule veine accompagne chacune de ces deux branches artérielles.

3° *Artère hépatique.*

Cette artère, dont le nom indique encore la principale destination, est communément la moyenne en calibre des trois branches terminales du tronc cœliaque. Définition.

A partir de son origine, l'artère hépatique se porte obliquement en avant, en bas et à droite, en dessous de la veine cave postérieure dont elle croise à angle très Trajet, direction, rapports.

aigu la direction et le long du bord antérieur du pancréas auquel elle adhère intimement, jusqu'au niveau de l'origine du duodénum; parvenue à ce point, cette artère abandonne le pancréas, se recourbe, devient ascendante, et se place entre les deux lames de l'épiploon hépato-gastrique, à gauche de la veine-porte et du canal cholédoque auquels elle donne quelques *rameaux*, parcourt ensuite, accompagnée de ces deux parties, la grande scissure postérieure du foie et s'y divise en trois ou quatre *branches* qui pénètrent dans cet organe où elles se ramifient et se terminent en suivant assez exactement les différents embranchements des canaux biliaires et les divisions des veines sous-hépatiques.

Terminaison par deux branches.

Branches collaterales.

Dans le nombre des branches collatérales fournies par l'hépatique, les plus remarquables sont : les artères *pancréatiques*, *pylorique*, *épiploïque droite et duodénale*.

Artères pancréatiques.

A. *Artères pancréatiques.* Analogues aux artères des glandes salivaires par leur nombre et surtout par leur fort calibre, si on le compare au volume de l'organe pour lequel elles sont destinées, ces artères naissent de l'hépatique à diverses hauteurs et se plongent immédiatement dans le pancréas où elles se terminent.

Artère pylorique.

B. *Artère pylorique.* Née de l'hépatique au point où cette artère se recourbe et s'infléchit pour devenir ascendante, l'artère pylorique se divise presque aussitôt après son origine en *deux branches* : l'une *supérieure*, l'autre *inférieure*.

Terminaison par deux branches.

1° Branche supérieure.

1° La *branche supérieure*, la moins considérable des deux gagne, par un trajet oblique de droite à gauche au dessus du pylore, de l'origine du duodénum, l'extrémité droite de la petite courbure de l'estomac où elle se ramifie et se termine en s'anastomosant avec les divisions pyloriques de l'artère gastrique droite.

Cette branche artérielle, dont la disposition et le mode de distribution rappellent assez bien les branches intestinales des mésentériques, fournit chemin faisant un nombre variable et indéterminé de *rameaux*, dont les *uns* embrassent et pénètrent les parois du duodénum; tandis que les *autres* forment, avec des divisions de la branche inférieure, une sorte de réseau ou de cercle anastomotique qui entoure le pylore et duquel émanent une foule de *divisions gastriques* et *duodénales*.

2° Branche inferieure. Trajet.

2° La *branche inférieure*, d'un calibre beaucoup plus considérable que la précédente, abandonne presque aussitôt le pancréas auquel elle est accolée à son origine pour se porter de droite à gauche et en longeant successivement le duodénum et le pylore, vers l'extrémité droite de la grande courbure de l'estomac, le long de laquelle courbure elle marche ensuite, sous le nom d'*artère épiploique droite*, pour aller se terminer sans limites précises en s'anastomosant par inosculation et à plein canal avec l'artère épiploique gauche qui n'est, comme on le sait, que la continuation de l'artère splénique.

Epiploïque droite.

Divisions collatérales.

Avant d'atteindre la grande courbure de l'estomac, cette branche artérielle donne plusieurs *rameaux* au duodénum, au pancréas et au pylore au pourtour duquel ces rameaux concourent à former le cercle anastomotique dont il a été fait mention plus haut; enfin, après avoir atteint la grande courbure de l'estomac et être devenue *artère épiploique droite*, cette branche donne naissance à *deux* ordres de *rameaux*: les uns *ascendants* ou *épiplo-gastriques droits*, les autres *descendants* ou *épiploïques*; les *premiers* se divisent et se distribuent aux deux parois de l'estomac en atteignant ce viscère par sa grande courbure et en se comportant absolument de la même manière que les rameaux gastriques de l'artère splénique dont la disposition est déjà connue; les *seconds*, remarquables par leur longueur, leurs flexuosités et leurs nombreuses anastomoses, se distribuent au grand épiploon en y formant un grand réseau dont les mailles sont ordinairement remplies de graisse dans les animaux qui ont de l'embonpoint.

Artere duodénale. Origine, trajet.

C. *Artère duodénale* ou *intestinale*. Née de l'hépatique à la même hauteur à peu près que la pylorique, cette artère se porte obliquement en avant et à droite, en décrivant une courbure à concavité postérieure entre les deux lames de la première portion du mésentère, jusque vers le milieu de la longueur du duodénum où elle

Terminaison anastomotique.

se termine, sans ligne de démarcation bien précise, en s'anastomosant par inosculation avec la première branche que donne la mésentérique antérieure à l'intestin grêle et en formant avec elle une grande arcade tout à fait semblable sous le double rapport de la disposition qu'elle affecte et des branches intestinales qu'elle fournit, aux anses que forment, dans le mésentère proprement dit, toutes les artères destinées à l'intestin grêle, à l'histoire desquelles nous renvoyons.

Dans les animaux, cette artère pourrait être nommée *pancréatico-duodénale*, comme elle l'a été dans l'homme puisque chez eux elle se distribue, tout à la fois aussi, à l'angle droit du pancréas et au duodénum.

Absence complète de veine hépatique.

L'artère hépatique n'a point de veine satellite; indépendamment des branches dont la description précède,

Divisions collaterales.

elle fournit encore des *rameaux* en nombre variable aux ganglions lymphatiques qui occupent la grande scissure postérieure du foie, et une petite branche qui va, en jetant des *rameaux* dans les canaux excréteurs du foie et du pancréas, gagner le duodénum, dans les parois duquel elle se termine en s'anastomosant avec les pyloriques provenant de la même source.

Il résulte donc évidemment de la description que nous venons de donner des trois branches terminales de la cœliaque que, *d'une part*, l'estomac se trouve compris parallèlement à ses deux courbures dans un grand cercle artériel formé par les artères *épiploïques droite et gauche*, *pylorique*, *œsophagienne* et *gastriques*; et que *d'autre part*, les différentes divisions qui naissent de la partie concentrique de ce cercle, vont constituer un vaste réseau anastomotique à la superficie et dans la profondeur de chacune des deux parois antérieure et postérieure de l'estomac.

Résumé du mode de distribution des trois branches terminales de la cœliaque.

ARTÈRE MÉSENTÉRIQUE ANTÉRIEURE

ou grande mésentérique [1].

Cette artère impaire, dont le calibre varie d'une espèce d'animal à une autre, comme les dimensions en longueur et en largeur des diverses portions du canal intestinal auxquelles elle est destinée, se distribue spécialement à l'intestin grêle, au cœcum et à la portion repliée du colon.

Définition, distribution.

Née de l'aorte abdominale à angle droit et sur le milieu de la face inférieure de cette artère, au niveau des artères rénales et à 3 ou 4 centimètres environ en arrière du tronc cœliaque qu'elle surpasse de beaucoup en diamètre, au moins dans les monodactyles, la grande mésentérique descend verticalement et s'engage aussitôt entre les deux lames du mésentère proprement dit, environnée de tous côtés par le plexus solaire auquel elle semble servir de support, et après avoir parcouru un trajet oblique en

Origine, trajet, direction, rapports.

[1] Mésentérique supérieure dans l'homme.

arrière et à gauche, et long de 4 à 6 centimètres environ derrière le pancréas, au devant de la dernière partie du duodénum, à gauche du confluent des veines mésaraïques, et à droite du tronc veineux splénogastrique qui l'embrassent, cette artère se termine en fournissant *deux* séries de *branches* aussi distinctes par leur calibre que par leur destination.

Terminaison par deux séries de branches.

a. Les *unes*, en assez grand nombre, d'un moyen calibre, et sans nom particulier, sont spécialement destinées à l'intestin grêle, c'est à dire, à cette partie du tube alimentaire dans laquelle s'accomplissent deux des plus grands phénomènes digestifs, la chylification et l'absorption du chyle.

b. Les *autres*, au nombre de *quatre* seulement, mais d'un diamètre beaucoup plus considérable que les précédentes, appartiennent en propre au cœcum et à la portion repliée du colon, aussi leur donnerons-nous le nom d'artères *cœcales* et d'artères *coliques*.

Divisions collatérales.

Dans son trajet, l'artère mésentérique antérieure fournit un nombre indéterminé et variable de *rameaux* au pancréas, à la capsule surrénale gauche, aux ganglions lymphatiques et au plexus nerveux qui l'environnent, enfin, aux deux feuillets du mésentère entre lesquels on voit toutes ces divisions décrire de nombreuses flexuosités et former un réseau anastomotique avant de pénétrer les diverses parties auxquelles elles sont destinées.

Dans l'embryon.

Dans les premiers temps de la vie intra-utérine, la grande mésentérique[1] fournit encore une artère nommée *omphalo-mésentérique*. Cette artère, qui s'oblitère toujours au moment où le placenta apparaît, gagne, par un trajet direct et sans fournir de divisions, l'ouverture ombilicale, accompagnée de sa veine satellite, sort de

Artère omphalo-mésentérique. Trajet.

[1] Ou l'une des artères cœcales.

l'abdomen par cette ouverture, parcourt ensuite toute la longueur du cordon ombilical et vient se terminer, suivant certains anatomistes, dans les parois de la vésicule ombilicale, et suivant d'autres dans l'épaisseur d'un organe qu'ils ont nommé *blastoderme*.

Quoi qu'il en soit, tantôt les deux petits cordons imperméables résultant de l'oblitération de l'artère et de la veine omphalo-mésentérique persistent pendant toute la durée de la vie fœtale ; d'autres fois ils se rompent et disparaissent longtemps avant le terme de la gestation. Particularité

1° *Artères de l'intestin grêle.*

Les artères de l'intestin grêle, en nombre variable de *quatorze à dix-huit* et sans noms particuliers, se ressemblent si parfaitement sous les différents rapports de leur origine, de leur calibre, de leurs anastomoses, de leur distribution et de leur mode de terminaison, que nous croyons devoir, à l'exemple de la plupart des anatomistes, comprendre toutes ces artères dans une seule et même description. Nombre, analogie.

De leur point commun d'origine, où elles sont environnées de tous côtés par des divisions nerveuses provenant du plexus solaire et par des amas de ganglions et de vaisseaux lymphatiques, les artères de l'intestin grêle descendent, accompagnées chacune par une veine seulement, entre les deux lames du mésentère proprement dit, en s'écartant graduellement l'une de l'autre ; et après avoir ainsi parcouru un trajet dont la longueur varie dans le même rapport que celle du grand ligament péritonéal qui leur sert de soutien, et être parvenues à une certaine distance du bord supérieur de l'intestin, toutes ces artères se partagent en *deux branches* de ca- Origine, rapports. Trajet. Terminaison par deux branches.

libre à peu près égal qui s'écartent, se recourbent et se portent aussitôt *l'une* en avant, *l'autre* en arrière, parallèlement au bord supérieur de l'intestin, pour aller s'anastomoser par inosculation et à plein canal avec de semblables branches des artères voisines, et former avec elles une série, ou deux séries au plus d'arcades dont la convexité regarde en bas.

Arcades intestinales.

Toutes ces arcades anastomotiques ont, à n'en pas douter, pour effet, non seulement de régulariser le cours du sang, mais encore de permettre aux artères intestinales de se suppléer mutuellement et de fournir, nonobstant leur petit nombre, à une surface aussi considérable que celle de l'intestin grêle dont la longueur équivaut à vingt et un mètres, terme moyen, dans les animaux qui nous servent de type.

De la convexité de ces arcades partent une multitude de *branches* qui descendent verticalement entre les deux lames du mésentère jusqu'à une certaine distance du bord supérieur de l'intestin où chacune d'elles se bifurque et se partage le plus ordinairement en *deux* principaux *rameaux* qui se distribuent, *l'un* à la moitié gauche, *l'autre* à la moitié droite de l'intestin, en fournissant des *ramuscules superficiels* et *profonds*. Les *premiers*, situés sous le péritoine où ils forment un réseau très délié, s'anastomosent avec leurs homologues du côté opposé au niveau du bord convexe de l'intestin. Les *seconds* traversent la tunique charnue pour aller, après s'être de nouveau anastomosés, se terminer en réseau dans la membrane muqueuse.

Divisions collaterales.

Vers leur origine, les artères de l'intestin grêle donnent une foule de *divisions* ténues aux ganglions et aux vaisseaux lymphatiques qui sont groupés à leur surface ou dans les intervalles qu'elles laissent entre elles;

et dans le reste de leur trajet ces mêmes artères émettent çà et là des *ramuscules* qui se distribuent au mésentère, et sans aucun doute aussi, aux nerfs, aux différents vaisseaux, au tissu adipeux et à quelques ganglions lymphatiques qui se trouvent compris entre les deux feuillets de cette grande duplicature péritonéale à l'extrémité de laquelle l'intestin se trouve suspendu.

Anastomoses de l'artère grande mésentérique.

La grande mésentérique communique très largement : en *avant* et à *droite*, avec l'artère hépatique, branche de la cœliaque, par celle de ses artères qui est destinée au duodénum ; en *arrière* et à *gauche* avec la petite mésentérique par sa branche qui, naissant du même point que les artères de l'intestin grêle, se distribue à l'origine de la portion flottante du colon. D'où il résulte que les artères cœliaque grande et petite mésentérique peuvent, ainsi que je l'ai observé plusieurs fois, se suppléer mutuellement et de la manière la plus complète dans toutes leurs divisions et subdivisions.

2° *Artères du cœcum.*

Définition, nombre.

Le cœcum reçoit deux principales artères que nous proposons de distinguer en *supérieure* et en *inférieure*, eu égard à leur position respective sur le viscère auquel elles sont destinées.

Origine, trajet, direction.

Nées, l'une au devant de l'autre, de la grande mésentérique, en commun avec l'artère colique droite et une autre branche artérielle destinée à la dernière portion de l'intestin grêle, les artères cœcales gagnent, par un trajet oblique en bas, en arrière et à droite, la petite courbure de l'arc du cœcum qu'elles embrassent dans leur écartement ; parvenues à ce point, ces deux longues

Rapports. artères s'infléchissent, se placent sous la tunique péritonéale de l'intestin, et descendent ensuite, accompagnées de leur veine satellite, de chapelets lymphatiques et de nombreux nerfs ganglionnaires, sur le milieu des deux faces supérieure et inférieure du cœcum jusqu'à la pointe que l'artère cœcale inférieure, la plus longue des deux, contourne de bas en haut et en décrivant de nombreuses flexuosités, pour aller s'anastomoser avec sa congénère vers le tiers inférieur de la partie libre du viscère.

Divisions collatérales. Dans leur trajet, chacune de ces deux artères émet par ses côtés et par sa face profonde, une succession de *branches* qui s'anastomosent entre elles en formant de courtes arcades de la convexité desquelles partent une foule de *rameaux* qui se répandent dans les parois de l'intestin où ils s'arborisent et se terminent en s'anastomosant à diverses profondeurs entre eux et avec les rameaux de l'artère opposée qui affectent sous tous les rapports les mêmes dispositions.

Artère cœcale supérieure. L'artère *cœcale supérieure* fournit, en plus que la cœcale inférieure sa congénère : 1° une longue *branche* qui se distribue, tout à la fois, à l'arc du cœcum et à la première portion du colon cœco-gastrique dans les parois duquel elle s'arborise et se termine, en s'anastomosant avec des divisions de l'artère colique droite ; 2° quelques *rameaux* qui gagnent le colon cœco-gastrique à la faveur de la duplicature péritonéale qui l'unit au cœcum.

Indépendamment des deux artères dont la description précède, le cœcum reçoit encore, de la branche artérielle destinée à la dernière portion de l'intestin grêle, un nombre indéterminé et variable de *divisions* qui se distribuent à la partie droite de son arc.

3° *Artères de la portion cœco-gastrique du colon*, ou artères coliques proprement dites.

Ces artères, au nombre de deux principales, que l'on peut distinguer en *droite* et en *gauche*, eu égard à leur origine et à leur position respective sur l'intestin auquel elles sont destinées, ne diffèrent l'une de l'autre que par leur calibre et leur origine, leur mode de distribution étant identiquement le même. Nombre.

L'artère colique droite, la plus considérable des deux, naît, ainsi qu'on le sait déjà, de la mésentérique antérieure, en commun avec les artères cœcales et une autre branche qui se distribue à la dernière portion de l'intestin grêle; tandis que *l'artère colique gauche* provient de la grande mésentérique, en commun avec toutes les branches destinées à l'intestin grêle, moins deux, la première et la dernière. Artère colique droite. Origine.

Nonobstant cette différence dans leur origine, et qui trouve du reste son explication dans la position différente qu'occupent, par rapport à la grande mésentérique, l'origine et la terminaison de l'intestin, dont *la première* est située à la droite de cette artère, et *la seconde* à la gauche, les deux artères coliques n'en gagnent pas moins chacune, par un trajet oblique en bas, en arrière et en dehors, l'extrémité correspondante de l'espèce d'anse parabolique très allongée que décrit le colon cœco-gastrique sur lequel elles descendent ensuite, en regard et à une distance variable l'une de l'autre, recouvertes par la tunique péritonéale du viscère qui les enveloppe en commun avec leur veine satellite de nombreux chapelets lymphatiques et de longs cordons nerveux provenant du système ganglionnaire, jusqu'au niveau Trajet, rapports.

de la courbure pelvienne de cet intestin, où elles s'infléchissent et se dirigent l'une vers l'autre pour s'anastomoser à plein canal, en formant une grande arcade qui répète très exactement, pour la direction, la dimension et la forme, la concavité de l'arc que décrit le colon cœco-gastrique en se repliant sur lui-même.

Divisions collatérales.

Dans le long et tortueux trajet que parcourent ces artères, dont les courbures sont exactement en même nombre que celles de l'intestin, elles émettent par leurs deux côtés une succession de *branches* et de *rameaux* qui, après avoir parcouru un trajet plus ou moins long sous la tunique péritonéale du viscère accolées à des chapelets lymphatiques et à leur veine satellite, et s'y être fréquemment anastomosées, pénètrent successivement de leurs *divisions* anastomotiques et circulaires, la membrane charnue et la membrane muqueuse dans laquelle elles se terminent en réseau.

Anastomoses.

Indépendamment de l'anastomose en arcade et à plein canal, au moyen de laquelle les artères coliques communiquent si largement entre elles à leur terminaison, ces deux grands courants artériels sont encore mis en communication par un nombre indéterminé et variable de *branches* collatérales flexueuses et souvent réticulées qu'elles s'envoient mutuellement à différents points de leur trajet, mais qui ne sont nulle part plus multipliées que vers le milieu de leur longueur où ces artères sont plus rapprochées l'une de l'autre que partout ailleurs, si ce n'est cependant à leur origine.

Colique droite.

L'artère *colique droite* fournit, en plus que la colique gauche, un nombre indéterminé et variable de *rameaux* à l'extrémité gauche de l'arc du cœcum où ils s'anastomosent avec des divisions que l'artère cœcale supérieure fournit à l'origine de la portion repliée du colon. Les deux artères coliques jettent aussi des *divisions* ramusculaires très déliées dans le court mésentère qui lie entre elles les deux portions du colon cœco-gastrique.

Les deux veines, qui correspondent à ces artères, s'embranchent vers le milieu de leur longueur pour ne plus former qu'un seul grand courant vasculaire veineux, qui remonte, en accompagnant l'artère colique droite, jusqu'à la veine mésaraique antérieure à laquelle il aboutit.

Indépendamment de toutes ces branches dont la description précède, la mésentérique antérieure en fournit encore *une autre* d'un assez fort calibre qui se distribue à l'origine de la portion flottante du colon en s'anastomosant à plein canal avec la branche antérieure de l'artère mésentérique postérieure. Branche anastomotique avec la petite mésentérique.

Artères rénales

ou émulgentes [1].

Ces artères, dont le nombre le plus ordinaire est de deux, l'une *droite* et l'autre *gauche*, sont remarquables : 1° par leur calibre, qui est considérable, si on le compare au volume des reins ; 2° par leur origine à angle droit sur les cotés de l'aorte ; 3° par leur direction transverse et généralement rectiligne ; 4° par la brièveté de leur trajet ; 5° par leurs nombreuses anomalies de nombre, d'origine, de direction et de division ; 6° par la régularité de leur mode de distribution et de terminaison au sein des organes auxquels elles sont destinées ; 7° enfin par les communications très faciles entre leurs Nombre.

[1] Du latin *emulgere*, traire.

capillaires et les radicules de leurs veines satellites et réciproquement.

Origine, trajet, rapports. Née le plus ordinairement sur le côté de l'aorte à angle droit et au niveau de la mésentérique antérieure, chacune des deux artères rénales se porte horizontalement en dehors et au dessus du péritoine, accompagnée de sa veine satellite, de rameaux nerveux du système ganglionnaire et de vaisseaux lymphatiques, jusqu'au niveau de la scissure rénale; là elle se divise en un nombre variable de *branches* qui s'écartent et pénètrent, après un trajet plus ou moins long, par différents points de la scissure précédemment indiquée et de son pourtour, dans l'épaisseur du rein où elles forment, en se réunissant sur la ligne de conjonction des deux substances granuleuse et tubulée de l'organe, un cercle anastomotique d'où partent une foule de *rameaux* qui se distribuent : les *uns*, et ce sont les plus nombreux, à la première des deux substances organiques du rein; et les *autres* à la seconde qui est la plus intérieure.

Dans son trajet chacune des deux artères rénales répond : *d'un côté* au petit psoas; de *l'autre* à la capsule surrénale correspondante et au péritoine.

Differences. L'artère rénale droite, qui excède toujours la gauche en calibre et en longueur, par la raison très simple que le rein droit est plus volumineux et plus éloigné de l'aorte que le rein gauche, répond en outre par sa face inférieure, à l'arc du cœcum et à la veine cave postérieure dont elle croise presque à angle droit la direction.

Divisions collatérales. Chemin faisant, les deux artères rénales fournissent presque toujours un nombre indéterminé et variable de *divisions* qui se distribuent : aux capsules surrénales, au péritoine, aux urétères, à la tunique propre des reins, et au tissu cellulo-adipeux qui environne ces organes.

Artères surrénales

ou capsulaires.

Ces artères, distinguées en *droites* et en *gauches*, sont extrêmement variables dans leur nombre, leur origine et leur calibre. Nombre, origine et calibre variables.

Nées de l'aorte abdominale en avant, en arrière ou au niveau des artères rénales et grande mésentérique qui les fournissent assez souvent, les artères capsulaires gagnent, par un trajet flexueux et en donnant presque toujours des *divisions cellulo-adipeuses*, *péritonéales* et *ganglionnaires*, les capsules surrénales à la surface desquelles elles se ramifient constamment avant de pénétrer dans leur épaisseur. Trajet, divisions collatérales.

Les artères surrénales droites généralement plus longues que les gauches, en raison de la position de l'aorte, atteignent ordinairement la capsule correspondante par ses deux extrémités. La capsule surrénale gauche reçoit assez souvent quelques unes de ses artères antérieures du tronc cœliaque. Différence.

La division des artères capsulaires de l'homme, en *supérieures*, *moyennes* et *inférieures*, pourrait être rigoureusement appliquée aux artères surrénales ou capsulaires des animaux.

Artères spermatiques

ou grandes testiculaires ;

Ovariennes dans la femelle.

Exclusivement destinées aux testicules et aux épididymes, les artères spermatiques au nombre de *deux*, Destination. Distinction, nombre.

Origine variable. l'une *droite*, l'autre *gauche*, sont aussi remarquables par la variété qu'elles présentent dans leur origine, par la longueur du trajet qu'elles parcourent, le grand nombre de flexuosités qu'elles décrivent, que par l'uniformité constante qu'elles affectent dans leur mode de terminaison.

Rapports, trajet, direction. Née à angle droit sur le milieu ou le côté de la face inférieure de l'aorte abdominale, en avant, en arrière ou à côté de la mésentérique postérieure, et très rarement au même niveau de l'un et l'autre côté, l'artère spermatique, accompagnée de sa veine satellite et de plusieurs vaisseaux lymphatiques d'un gros calibre, se porte immédiatement en arrière, en bas et en dehors, en décrivant une grande courbure à concavité antérieure dans l'épaisseur d'un repli du péritoine qui la soutient, au devant des muscles psoas et au côté interne de l'urétère dont elle croise obliquement la direction, jusqu'à l'orifice abdominal de la gaîne vaginale; pénètre dans cette gaîne avec le repli péritonéal déjà indiqué et la parcourt ensuite avec le plexus veineux spermatique qui l'entoure, et avec le canal déférent en avant duquel elle est située, jusqu'à l'extrémité antérieure du bord supérieur du testicule, où elle se termine par *deux branches* : l'une *épididymaire* qui se distribue à l'épididyme; l'autre *testiculaire*, beaucoup plus considérable, pénètre le testicule par son bord supérieur et se divise aussitôt en deux ordres de *rameaux :* les *uns* se placent immédiatement dans la tunique albuginée, et descendent, flexueux, vers le bord inférieur du testicule, en émettant, par leur côté interne, une foule de divisions ramusculaires qui se distribuent à la substance propre de l'organe; les *autres* traversent le corps d'Higmor et se portent directement du bord supérieur au bord inférieur du testicule.

Terminaison par deux branches.

Dans leur trajet abdominal, les artères spermatiques donnent des *ramuscules* aux urétères, au péritoine et aux ganglions lymphatiques environnants [1]. **Divisions collatérales.**

Artères ovariennes

ou utero-ovariennes.

Destinées tout à la fois aux ovaires, aux trompes de Fallope et à l'utérus, ces artères, au nombre de *deux*, l'une *droite*, l'autre *gauche*, sont comme les spermatiques auxquelles elles correspondent du reste très exactement, aussi variables dans leur origine que constantes dans leur trajet, leur mode de distribution et leur terminaison. **Destination, nombre, origine variable.**

Nées à angle droit ou aigu, et rarement au même niveau, sur le milieu ou sur le côté de la face inférieure de l'aorte, tantôt en avant, tantôt en arrière de la mésentérique postérieure qui les fournit parfois, ces artères, quelle que soit du reste leur origine, se portent immédiatement en bas et en dehors, dans l'épaisseur des ligaments sous-lombaires de l'utérus, où chacune d'elles, après avoir parcouru un trajet flexueux et long de douze centimètres environ en arrière du tronc veineux ovarien et au milieu d'un groupe de vaisseaux lymphatiques, se termine par *deux branches* : l'une, *antérieure* ou *ovarienne;* l'autre, *postérieure* ou *utérine*. **Trajet, rapports.** **Terminaison par deux branches :**

A. La *branche antérieure* se porte, par un trajet vertical et flexueux, à l'ovaire, qu'elle pénètre par son bord supérieur, et dans lequel elle se termine en se comportant à peu près de la même manière que l'artère spermatique à laquelle elle est en tous points comparable. **1° Branche antérieure;**

[1] Ces artères sont souvent dilatées à leur origine.

2° Branche postérieure.

B. La *branche postérieure*, dont le calibre devient si considérable pendant la gestation, se dirige en arrière et en bas en décrivant une courbe à concavité supérieure, jette chemin faisant des *divisions* dans la trompe de Fallope et dans le ligament de l'ovaire, atteint ensuite la corne de l'utérus dont elle longe le bord supérieur, y donne une foule de *rameaux* et se termine enfin, en s'anastomosant par inosculation avec la branche antérieure de l'artère utérine, de manière à former une grande arcade à concavité supérieure assez semblable aux anses que constituent par leur rencontre les branches des artères mésentériques, au dessus et à quelque distance du bord supérieur de l'intestin grêle et de la portion flottante du colon.

Application chirurgicale.

Dans le procédé de castration des femelles, qui consiste à extirper les ovaires, c'est seulement de la branche antérieure de l'artère ovarienne et du plexus veineux qui l'entoure, que l'on produit peu à peu avec les ongles le déchirement et l'arrachement.

Artère mésentérique postérieure

ou petite mésentérique.

Définition, destination.

Beaucoup moins considérable que la mésentérique antérieure, mais impaire comme cette artère, la mésentérique postérieure est spécialement destinée à la portion flottante du colon et au rectum.

Origine, trajet, rapports.

Née sur le milieu de la face inférieure de l'aorte abdominale, à angle droit et à une très petite distance en avant des deux artères iliaques externes, la mésentérique postérieure descend immédiatement avec le plexus nerveux de même nom entre les deux feuillets du méso-colon ; et après avoir parcouru dans ce mésentère un trajet long de quatre à cinq centimètres environ et oblique de droite à gauche, elle se termine par *deux branches*, l'une *antérieure* ou *colique*, l'autre *postérieure* ou *rectale*, qui s'écartent aussitôt en décrivant chacune une grande courbure dont la convexité est tournée en bas.

Terminaison par deux branches.

A. De la *branche antérieure*, et du côté de la convexité de sa courbure, naissent successivement *quatre* ou *cinq artères* qui, accompagnées chacune d'une veine satellite, descendent en s'écartant graduellement l'une de l'autre dans l'épaisseur du méso-colon jusqu'à une très petite distance du bord supérieur de l'intestin ; parvenue à ce point, chacune de ces artères se divise en *deux branches* qui s'écartent, se recourbent et se portent aussitôt, l'une *en avant*, l'autre *en arrière*, pour aller s'anastomoser par inosculation avec de semblables branches des deux artères voisines, et former avec elles de grandes arcades qui répètent très exactement celles que constituent les branches terminales des artères de l'intestin grêle.

Divisions collaterales.

Trajet, direction, rapports.

Division en deux branches.

Anastomoses.

De la convexité de ces arcades anastomotiques, la plupart contiguës au bord supérieur de l'intestin, partent une foule de *rameaux* qui, après avoir jeté quelques *divisions* dans les ganglions lymphatiques situés le long du bord supérieur du colon se distribuent : les *uns* à la moitié droite, les *autres* à la moitié gauche de cet intestin dans les parois duquel ces rameaux se divisent ensuite en *ramuscules superficiels* et *profonds* qui se comportent et se terminent absolument de la même manière que les divisions homologues des artères de l'intestin grêle.

Divisions collatérales.

La mésentérique postérieure communique largement avec la mésentérique antérieure par l'intermédiaire d'*une branche* que cette dernière artère fournit à l'origine de la portion flottante du colon.

Anastomoses.

Branche postérieure. La *branche postérieure* de la bifurcation par laquelle
Trajet, rapports. se termine la petite mésentérique, gagne, en parcourant un trajet légèrement oblique en arrière et en bas, entre les deux feuillets de méso-rectum, à gauche de la veine et du nerf qui lui correspondent, la partie postérieure du rectum dans les parois duquel elle pénètre,
Terminaison. se divise et se termine en s'anastomosant avec des divisions des artères honteuses internes qui ont la même destination, et dont quelques unes se distribuent à la peau et au sphincter de l'anus.

Branches collatérales. Dans son trajet, cette branche artérielle fournit *quatorze* ou *quinze rameaux* qui vont, en diminuant graduellement de calibre et de longueur d'avant en arrière, se distribuer au rectum. Les *huit premières* de ces *artères rectales* affectent, dans leurs modes de division, de communication et de distribution, les mêmes dispositions essentielles que les quatre artères coliques fournies par la branche antérieure de la petite mésentérique; tandis que les *sept autres* gagnent le rectum sans former d'arcades anastomotiques au dessus du bord supérieur de cet intestin [1].

Artères adipeuses, ganglionnaires et nerveuses.

Définition, origine variable, trajet. Destination. Nous comprenons, sous ces différents noms génériques, un nombre indéterminé et variable de *rameaux* et de *ramuscules* qui, naissant: les *uns*, de l'aorte directement; les *autres*, des artères cœliaque, mésentériques et rénales ou de leurs principales divisions, se distribuent, après un trajet plus ou moins long et flexueux, au tissu adipeux, aux ganglions lymphatiques, aux plexus et aux

[1] Ces dernières divisions rectales répètent exactement les artères hemorrhoidales de l'homme.

ganglions nerveux qui environnent tous ces grands courants vasculaires artériels.

ARTÈRE ILIAQUE INTERNE

Branche terminale.

ou tronc pelvien [1].

Définition, destination, trajet, rapports.

Branche de la dernière des deux bifurcations terminales de l'aorte abdominale, toujours un peu plus grosse mais beaucoup moins longue que l'iliaque externe, et spécialement destinée aux parois du bassin et à la plupart des organes contenus dans cette cavité ou attenant à ses parois, l'artère iliaque interne descend, comme l'iliaque externe, obliquement de dedans en dehors, en longeant d'abord le dessous de l'angle antérieur du sacrum et de l'articulation sacro-iliaque, puis le côté interne de l'ilium, jusqu'au niveau de l'insertion du petit psoas où elle se termine par *deux branches* de grosseur à peu près égale, qui sont : l'une *l'artère obturatrice*, et l'autre *l'artère* que nous nommerons *iliaco-fémorale* en raison de son mode de distribution.

Terminaison par deux branches.

Rapports.

En rapport : du *côté interne*, avec les ganglions lymphatiques de l'entrée du bassin et avec le péritoine; *en avant*, avec la veine iliaque externe qui la sépare du tronc crural, l'iliaque interne émet successivement : les artères *ombilicale*, *sous-sacrée*, la *fessière* et *l'iliaco-musculaire*, en tout six principales branches, y compris les deux artères *obturatrice* et *iliaco-fémorale* par lesquelles elle se termine.

Branches collatérales.

[1] Hypogastrique dans l'homme.

Artère ombilicale.

Destination dans le fœtus. Destinée à porter le sang du fœtus au placenta, l'artère ombilicale se trouve convertie, dans la majeure partie de sa longueur, chez l'adulte, en un cordon imperméable qui fait fonction de ligament à l'égard de la vessie.

Direction, trajet. Pendant la vie fœtale, les artères ombilicales se dirigent d'abord obliquement en arrière, en bas et en dedans, en croisant la direction du canal déférent dans le mâle, et de l'urétère dans les deux sexes, puis elles se réfléchissent, d'arrière en avant et de dehors en dedans, pour aller, en longeant successivement les côtés de la vessie et de l'ouraque, gagner l'ombilic par lequel elles sortent de l'abdomen, parcourent ensuite toute la longueur du cordon ombilical en se contournant sur elles-mêmes en pas de vis et vont se rendre au placenta.

Branche collatérale. Dans son trajet, l'artère ombilicale fournit une seule *branche* qui est l'*artère honteuse interne.*

Artère honteuse interne

ou bulbeuse.

Origine, trajet, direction, rapports. Née, à angle aigu, de l'ombilicale, à trois ou quatre centimètres de l'origine de cette artère dans le *mâle*, et à une distance un peu plus grande dans la *femelle*. l'artère honteuse interne gagne immédiatement, et dans les deux sexes, par un trajet oblique en dehors, en arrière et en bas, le côté du bassin le long duquel elle descend ensuite, placée d'abord sous le péritoine, puis dans l'épaisseur du grand ligament sacro-sciatique, avec sa veine satellite au dessous de laquelle elle est située, et parallèlement au bord supérieur du pyramidal qui peut en être considéré comme le muscle satellite, jusqu'au niveau de l'angle cotyloïdien de l'ischion.

Parvenue à ce point, cette artère traverse obliquement de dehors en dedans le ligament sacro-ischiatique, contourne les deux muscles ischio-coccygien et ischio-anal, en décrivant une courbure à concavité inférieure, et rentre au delà de ces muscles dans le bassin pour gagner le fond de cette cavité où elle se termine d'une manière différente dans le *mâle* et dans la *femelle*.

Trajet dans le mâle.

Rapports.

Chez le *mâle*, l'artère honteuse interne, après être rentrée dans le bassin, va, en passant successivement sur le nerf pénien, sur le tronc commun des veines coccygiennes correspondantes et sur la petite prostate, gagner le bulbe de l'urèthre qu'elle pénètre obliquement sur le côté et dans lequel elle descend ensuite, flexueuse, en émettant une succession de *divisions* qui se distribuent : les *unes*, à la couche caverneuse et à la membrane muqueuse de l'urèthre ; les *autres*, au muscle ischio-caverneux et aux deux grands faisceaux charnus grisâtres qui accompagnent ce muscle.

Divisions collatérales.

Branche vésico-prostatique.

Rameaux fessiers.

Rameaux urethral et nerveux.

Dans son trajet, l'artère honteuse interne fournit : 1° une longue *branche*, dite *vésico-prostatique*[1], de laquelle émanent de nombreuses *divisions* qui se distribuent à l'urétère, à la vessie, au rectum, au canal déférent, aux vésicules séminales et à la grande prostate dans le *mâle*, au vagin et au canal de l'urèthre dans la *femelle* ; 2° *deux rameaux* au muscle petit fessier et *deux autres* au muscle ischio-trochantérien ; 3° une *branche* qui se divise presque aussitôt en *deux rameaux* : l'*un* se plonge dans la portion pelvienne de l'urèthre à laquelle il est spécialement destiné ; l'*autre* s'accole au nerf pénien correspondant auquel il donne des *ramuscules* et qu'il accompagne jusqu'au niveau du

[1] Chaussier.

point de réunion des deux racines du corps caverneux où il se termine en s'anastomosant avec l'artère dorsale de la verge fournie par la caverneuse ; 4° plusieurs *rameaux* à la petite prostate et à la couche musculeuse qui recouvre cette glande ; 5° *deux branches*, l'une *ascendante*, l'autre *descendante*, qui se distribuent tout à la fois aux muscles ischio-coccygien et ischio-anal, à l'extrémité postérieure du rectum, au sphincter et à la peau de l'anus et du périnée, en s'anastomosant entre elles et avec de semblables divisions provenant de l'artère du côté opposé ; 6° quelques *divisions* aux deux faisceaux charnus grisâtres qui accompagnent l'urèthre jusque dans la tête de la verge et à un cordon nerveux qui descend sur le côté de ces deux faisceaux ; 7° enfin, *deux* ou *trois rameaux* au muscle ischio-caverneux correspondant.

Rameaux prostatiques.

Deux branches ano-périnéales anastomotiques.

Divisions musculaires et nerveuses.

Artère vaginale.

Origine variable.

Cette artère, dont l'origine est variable, provient tantôt et le plus souvent de la honteuse interne, à cinq ou six centimètres de la naissance de cette artère, et d'autres fois, mais plus rarement, de l'aorte ou de l'iliaque externe par un tronc qui lui est commun avec l'artère utérine.

Trajet rapports.

Dans l'un et l'autre cas, l'artère vaginale, accompagnée de sa veine satellite, se porte immédiatement en arrière et en bas, en longeant le côté du rectum et en traversant le grand plexus formé par les veines qui reviennent des organes génito-urinaires contenus dans le bassin, jusqu'au niveau de l'anus où elle se termine en s'anastomosant avec des divisions périnéales de l'une des branches terminales de l'artère génitale externe ou mammaire.

Terminaison anastomotique.

Dans son trajet, cette artère fournit un nombre indéterminé et variable de *divisions* qui se distribuent : les *unes*, au col de l'utérus où elles s'anastomosent avec des divisions de la branche postérieure de l'artère utérine qui ont la même destination ; les *autres*, au vagin, à la vessie, au canal de l'urèthre, au rectum, au sphincter et à la peau de l'anus et du périnée. Divisions collaterales.

Dans la **femelle**, l'artère honteuse interne, en atteignant le fond du bassin, se termine par *trois* principales *branches* que nous nommerons, eu égard à leur destination, *bulbo-vaginale*, *vulvaire* et *ano-périnéale*. Branches terminales au nombre de trois.

A. La *branche bulbo-vaginale* descend, flexueuse, dans le bulbe vaginal où elle se ramifie et se termine après avoir donné, chemin faisant, une succession de *rameaux* aux parois du vagin et au muscle bulbo-vaginal qui la recouvre. 1° Bulbo-vaginale ;

B. La *branche vulvaire*, plus longue et plus flexueuse encore que la précédente, gagne la lèvre correspondante de la vulve dont elle parcourt toute la hauteur parallèlement à son bord libre et dans laquelle elle s'épuise en s'anastomosant : *en haut*, et sur la ligne médiane, avec son homologue du côté opposé ; *en bas*, avec des divisions terminales de l'artère dorsale du clitoris qui ont la même destination. 2° Vulvaire ;

C. La *branche ano-périnéale*, beaucoup moins forte que chacune des deux précédentes, se distribue, tout à la fois, au sphincter de l'anus, à la peau qui recouvre ce muscle et à celle du périnée. 3° Ano-périnéale.

Artère iliaco-musculaire.

Cette artère, qui correspond assez exactement par son mode de distribution à la *branche transversale* ou *ilia-* Definition.

Origine. *que* de l'artère *iléo-lombaire* de l'homme, naît à angle droit du tronc pelvien, en regard et à l'opposé de l'artère fessière.

Trajet, rapports. A partir de son origine, elle se porte horizontalement en dehors, entre la surface iliaque du coxal et le muscle iliaco trochantinien, jusqu'au bord externe de l'ilium qu'elle contourne ensuite de bas en haut pour

Terminaison anastomotique. se plonger dans le muscle grand fessier où elle se termine en s'anastomosant avec l'artère fessière.

Divisions collaterales. Dans son trajet, l'artère iliaco-musculaire fournit un nombre variable de *divisions*, à l'articulation sacro-iliaque et au tissu adipeux qui environne cette jointure, au psoas de la cuisse, au carré des lombes, au psoas iliaque, et au périoste de la surface osseuse avec laquelle elle est en rapport [1].

Artère sous-sacrée.

Origine. Née de l'iliaque interne à angle aigu, à deux ou trois centimètres environ en arrière, et à l'opposé de l'ombi-

Trajet, rapports. licale, cette artère se porte horizontalement en arrière, sur le côté de la face inférieure du sacrum, en regard des trous sous-sacrés, au dessus de sa veine satellite qui la sépare du péritoine, en dehors du nerf trisplanchnique qui lui est parallèle, et en dedans des branches inférieures des nerfs sacrés dont elle croise obliquement la direction, jusqu'au niveau de la partie posté-

Terminaison par deux branches. rieure du sacrum où elle se termine par *deux branches*, dont l'une est l'*artère ischiatique*, et l'autre le *tronc coccygien*.

[1] Les *rameaux antérieurs* de cette artère correspondent assez bien aux divisions musculaires que fournit dans l'homme la branche ascendante de l'artère ileo-lombaire.

Dans son trajet, l'artère sous-sacrée fournit : *trois* ordres de *rameaux* que l'on peut diviser en *externes*, en *internes* et en *supérieurs*. Divisions collaterales.

A. *Rameaux externes*. Les *uns* se distribuent aux nerfs du plexus sacré (*rameaux nerveux*); les *autres* traversent le ligament sacro-sciatique et se plongent dans le muscle grand fessier (*rameaux fessiers*). 1° Rameaux externes;

B. *Rameaux internes*. Ils se distribuent à la portion sous-sacrée du trisplanchnique et au périoste de la face inférieure du sacrum en s'anastomosant sur la ligne médiane avec des rameaux homologues de l'artère du côté opposé (*rameaux périostiques et nerveux*). 2° Rameaux internes;

C. *Rameaux supérieurs, rachidiens* ou *spinaux*. Ils pénètrent dans le *canal* intérieur du sacrum par les trous sous-sacrés, et se subdivisent chacun en *deux autres rameaux*; *l'un* est destiné aux enveloppes de la moelle épinière et aux nerfs sacrés; *l'autre* sort du canal rachidien par un des trous sus-sacrés avec la division nerveuse correspondante et se distribue aux diverses parties osseuses, ligamenteuses, musculaire et tégumentaire de la région spinale du sacrum. 3° Supérieurs, rachidiens ou spinaux. Subdivisions en deux autres rameaux.

Artère ischiatique

ou fessière postérieure.

Branche principale, au point de vue du calibre de la bifurcation terminale de l'artère sous-sacrée, l'ischiatique se dirige obliquement en bas, en arrière et en dehors, traverse le ligament sacro-sciatique, sur la surface externe duquel elle parcourt ensuite, en décrivant une courbure à convexité inférieure, un trajet de 8 à 9 centimètres environ, accompagnée de sa veine satellite et d'un amas de ganglions lymphatiques qui la sépare du Définition, direction, rapports.

Terminaison par deux branches. muscle grand fessier, puis elle se termine par *deux* principales *branches*.

Divisions collaterales. Dans son trajet en dehors du bassin et à quelques centimètres en arrière du point où cette artère traverse le ligament sacro sciatique, elle émet *cinq* ou *six rameaux* d'un fort calibre qui, naissant successivement de la convexité de sa courbure, descendent se plonger, à différentes hauteurs, dans les muscles grand fessier et long vaste, en croisant la direction d'un des principaux nerfs ischio-musculaires sur lequel ils passent; dans le premier de ces deux muscles, ces *divisions* s'anastomosent très largement avec celles des artères fessière, iliaco-musculaire et iliaco-fémorale.

Branches terminales : 1° La supérieure; 2° L'inférieure. Des *deux branches terminales* de l'artère ischiatique, la *supérieure* est destinée aux muscles biceps de la jambe et demi-membraneux dans lesquels elle pénètre en se divisant; et l'*inférieure*, la plus considérable, se distribue, tout à la fois, à la branche sous-trochantérienne ou postérieure du grand fessier et au muscle long vaste dans lequel elle se plonge, et se termine, en s'anastomosant très largement avec des divisions de la grande musculaire de la cuisse, de l'obturatrice et des branches intra-musculaires récurrentes de l'artère fémoro-poplitée fournie par la fémorale à sa sortie de l'anneau du biceps de la cuisse.

Tronc coccygien.

Définition. Ce petit tronc, que nous considérons, eu égard à sa direction seulement, comme la continuation de l'artère sous-sacrée dont il constitue la moins considérable des deux divisions terminales, et duquel émane, dans l'immense majorité des cas, le dernier *rameau spinal* ou *rachidien* du sacrum, dont le mode de distribution est absolument le même que celui de l'avant-dernier son congénère, se porte horizontalement en arrière sur le côté de la face inférieure du coccyx, accompagné du nerf trisplanchnique et recouvert par le muscle sacro-coccygien correspondant, auxquels il donne quelques *rameaux*, jusqu'au niveau du bord postérieur de l'apophyse transverse de la troisième vertèbre caudale. Trajet, direction, rapports, divisions collaterales.

Parvenu à ce point, il se partage en *deux branches latérales*, l'une *supérieure*, l'autre *inférieure*, lesquelles, accompagnées chacune en particulier d'un des nerfs coccygiens latéraux correspondants, et recouvertes : la *première*, par le muscle sacro-coccygien supérieur; la *seconde*, par le muscle sacro-coccygien inférieur, se portent ainsi jusqu'à l'extrémité du coccyx où elles se plongent et se terminent dans la peau en s'anastomosant entre elles et avec la coccygienne médiane. Terminaison par deux branches : l'une supérieure, l'autre inferieure. Trajet, rapports. Terminaison anastomotique.

Chemin faisant, ces deux longues artères émettent une succession de *rameaux* d'un petit calibre qui se distribuent, tout à la fois, aux diverses parties osseuses, ligamenteuses, musculaires, tendineuses, aponévrotiques et tégumentaires de la queue. Divisions collatérales.

L'*artère coccygienne latérale inférieure*, que nous considérons comme la continuation du tronc principal, eu égard à sa direction et à son calibre qui l'emporte de beaucoup sur celui de la supérieure sa congénère, est celle que l'on intéresse presque toujours en pratiquant l'opération de la *queue à l'anglaise*, par le procédé opératoire le plus généralement usité. Artère coccygienne inferieure. Application pratique.

Indépendamment de ces deux branches coccygiennes terminales, l'un des deux troncs coccygiens, et le *gauche* beaucoup plus souvent que le droit, sans qu'on puisse en donner la raison, fournit encore, vers le milieu de Artère coccygienne mediane.

son trajet, une *artère coccygienne médiane inférieure* qui, d'un calibre plus gros que chacune des deux autres branches coccygiennes latérales supérieure et inférieure, gagne, par un trajet oblique en arrière et en dedans, le milieu du coccyx dont elle parcourt ensuite toute la longueur, accompagnée de sa veine satellite et d'un cordon nerveux grisâtre et impair comme elle formé par la fusion des deux grands sympathiques, et en passant successivement : *d'abord*, entre les deux larges faisceaux musculeux par lesquels la membrane charnue du rectum vient s'attacher sur le côté de la face inférieure du sacrum et du coccyx, dans lesquels elle jette plusieurs *divisions ;* puis, entre les deux séries de petits muscles qui sont interposés aux deux sacro-coccygiens inférieurs.

Trajet, rapports.

Divisions collaterales.

Dans son trajet, cette branche coccygienne impaire donne une succession de *rameaux* aux os coccygiens, à l'appareil ligamenteux qui lie ces os l'un à l'autre, aux petits faisceaux musculeux entre lesquels elle est placée, aux deux muscles sacro-coccygiens inférieurs droit et gauche, au cordon nerveux qui l'accompagne, et à la peau de la face inférieure et de l'extrémité du coccyx.

Artère fessière.

Définition, synonymie.

Origine, trajet, rapports.

Cette artère d'un gros calibre, à laquelle nous donnerons encore comme on l'a fait dans l'homme, le nom de *fessière antérieure* en opposition à l'*ischiatique* que nous considérons comme une fessière postérieure, naît du tronc pelvien au niveau de l'articulation sacro-iliaque, sort immédiatement du bassin accompagnée de sa veine satellite et des nerfs fessiers, par une des ouvertures supérieures du ligament sacro-sciatique, et se divise aussitôt en plusieurs *branches* qui se plongent dans les muscles grand et petit fessier où elles se terminent en s'anastomosant avec des divisions de l'ischiatique, de l'iliaco-musculaire, de l'iliaco-fémorale et des deux dernières artères lombaires qui sont destinées au premier de ces deux muscles.

Branches terminales.

Artère iliaco-fémorale.

Branche externe de la bifurcation terminale du tronc pelvien et souvent d'un plus fort calibre que l'obturatrice de laquelle elle se sépare à angle aigu immédiatement au dessus de l'insertion du muscle petit psoas, cette artère flanquée de ses deux veines satellites gagne, par un trajet oblique en arrière et en bas, et en contournant de dedans en dehors l'angle cotyloïdien de l'ilium entre l'origine du muscle ilio-rotulien et le psoas-iliaque qui la recouvre, la partie supérieure et interne de la cuisse où elle se partage en un nombre indéterminé de *branches* qui pénètrent, avec les divisions du nerf fémoral antérieur, les muscles rotuliens dans lesquels elles se terminent en s'anastomosant avec la grande musculaire antérieure de la cuisse.

Définition.

Trajet, direction.

Branches collatérales.

Dans son trajet l'iliaco-fémorale fournit : 1° la principale *artère nourricière* de l'ilium; 2° plusieurs *rameaux* qui descendent dans l'articulation coxo-fémorale; 3° enfin, un nombre indéterminé et variable de *branches* innominées qui vont, en contournant le bord iliaque de l'ilium, gagner les muscles psoas-iliaque et fessiers dans lesquels elles se terminent en s'anastomosant avec les artères fessières et iliaco-musculaire.

Divisions collaterales.

Artère obturatrice,

Sous-pubio-fémorale ou sous-pelvienne.

Définition. — Branche interne de la bifurcation terminale du tronc pelvien et de même calibre à peu près que l'iliaco-fémorale de laquelle elle se sépare à angle aigu, l'artère obturatrice, accompagnée de sa veine satellite et du nerf obturateur, gagne, par un trajet oblique en bas, en arrière et en dedans sur le côté interne de l'ilium, la grande ouverture sous-pubienne qu'elle traverse en passant entre les deux muscles obturateurs au delà desquels elle se termine par *deux branches*, l'une *externe*, l'autre *interne*.

Trajet, rapports.

Terminaison par deux branches.

Branches collatérales. — Dans son trajet, cette artère émet : 1° des *divisions* qui se distribuent aux muscles pyramidal, obturateurs et au périoste du pubis et de l'ischium ; l'*une* de ces divisions destinée à l'obturateur interne se porte jusqu'à la crête ischiale, dans le périoste de laquelle elle se termine ; 2° *un* ou *deux rameaux* qui pénètrent dans l'articulation coxo-fémorale par l'échancrure interne de la cavité cotyloïde pour gagner le tissu adipeux sous-synovial et les deux ligaments inter-articulaires qui occupent le fond de cette cavité

Branches terminales : 1° L'externe. — Des deux branches terminales de l'obturatrice, l'*externe*, la plus considérable, fournit des *divisions* aux muscles petit fessier, jumeaux du bassin et au tissu adipeux qui recouvre ce dernier muscle, au grêle interne, biceps de la cuisse, à l'articulation fémoro-tibiale et aux muscles ischio-tibiaux dans lesquels elle se termine en s'anastomosant avec les divisions des artères ischiatique, grande musculaire de la cuisse et fémoro-poplitée qui ont la même destination.

Dans le mâle, la *branche interne*, encore nommée artère *ischio-pénienne, caverneuse* ou *pénienne*, gagne, par un trajet horizontal et oblique en dedans, accolée à la face inférieure de l'ischium et accompagnée de sa veine satellite, la racine correspondante du corps caverneux de la verge où elle se termine par *deux* principales *divisions* qui se séparent à angle aigu: l'une est l'*artère du corps caverneux*, et l'autre l'*artère dorsale de la verge*.

Artère caverneuse.

Trajet, direction, rapports.

Terminaison par deux divisions :

A. *L'artère caverneuse*, après un court trajet, pénètre dans le corps caverneux de la verge par sa racine et se ramifie dans la trame aréolaire de ce corps en s'anastomosant avec des divisions de l'artère dorsale de la verge qui ont la même destination. A une très petite distance de son origine, cette artère émet une *branche* qui va, en donnant un nombre variable de *rameaux* aux muscles ischio-caverneux et périnéal, se terminer dans la peau du périnée en s'y anastomosant avec la branche homologue de l'artère du côté opposé.

1° Artère caverneuse.

Divisions collatérales.

Terminaison.

B. *L'artère dorsale de la verge* gagne, en décrivant une courbure à concavité supérieure, le bord supérieur du corps caverneux le long duquel elle descend ensuite avec le nerf pénien correspondant jusqu'au niveau du milieu environ de l'entre-deux des cuisses où elle se termine en s'anastomosant avec la branche postérieure de l'artère génitale ou honteuse externe.

2° Dorsale de la verge.

Dans son trajet, l'artère dorsale de la verge fournit : quelques *rameaux* au muscle ischio-caverneux; *quatre* ou *cinq branches* qui pénètrent le corps caverneux par son bord supérieur; enfin, un nombre indéterminé et variable de *divisions* flexueuses qui se distribuent au muscle ischio-uréthral et aux deux faisceaux musculeux grisâtres qui accompagnent ce muscle jusque dans la tête du pénis, à la gaîne fibreuse jaune qui maintient la

Divisions collatérales.

Branches caverneuses.

Divisions musculaires.

verge dans le fond de l'entre-deux des cuisses et à la peau du périnée.

Dans la femelle.

Dans la **femelle**, la *branche interne* de la bifurcation terminale de l'obturatrice beaucoup moins considérable que dans le mâle, gagne la racine correspondante du corps caverneux du clitoris où elle se termine en donnant naissance aux artères *caverneuse* et *dorsale du clitoris.*

Artère caverneuse du clitoris.

L'artère caverneuse, analogue à celle du mâle, se partage, après un trajet très court, en *plusieurs rameaux* qui se plongent dans la racine correspondante du corps caverneux du clitoris.

L'artère dorsale, remarquable par ses nombreuses flexuosités, longe la face supérieure du corps caverneux du clitoris, fournit une succession de petits *rameaux* aux enveloppes de cet organe, à la commissure inférieure de la vulve, et en dernier lieu à la lèvre correspondante de la vulve, dans l'épaisseur de laquelle elle monte, flexueuse, et se termine en s'anastomosant avec une des branches de l'artère honteuse interne qui a la même destination.

Résumé du mode de distribution du tronc pelvien.

Le tronc pelvien, remarquable par la profondeur à laquelle il est situé, par la brièveté du trajet qu'il parcourt et la multiplicité des divisions qu'il fournit, se distribue : 1° à tous les organes contenus dans la cavité pelvienne, par une série de *branches* appelées *viscérales*; 2° aux parois osseuses de cette cavité, au canal sacré; aux muscles qui revêtent extérieurement et intérieurement le bassin et à la queue; à la peau de l'anus et du périnée, et à quelques unes des parties génitales externes du mâle et de la femelle, par une foule de branches nommées *pariétales* ; 3° enfin, pendant toute la durée de la vie fœtale, ce tronc artériel porte le sang du fœtus au placenta, par sa branche *ombilicale* qui est presque égale alors en calibre à l'iliaque interne.

A. Les *branches viscérales* émanent toutes de l'artère honteuse interne : elles sont destinées à la vessie, à l'urétère, au canal de l'urèthre, et au rectum dans les deux sexes ; aux vésicules séminales, au canal déférent, aux prostates grande et petite, et au bulbe de l'urèthre dans le *mâle ;* au vagin, au bulbe vaginal et aux lèvres de la vulve dans la *femelle.*

B. Les *branches pariétales* sont : 1° la sous-sacrée qui se distribue au sacrum, aux os et aux muscles coccygiens, fessiers et ischiaux tibiaux, aux derniers nerfs spinaux, aux enveloppes de la moelle, aux muscles et à la peau de la région sus-sacrée par ses artères rachidiennes du sacrum, coccygiennes et ischiatiques ; 2° l'artère fessière qui fournit aux muscles de la croupe ; 3° la branche superficielle de la bulbeuse qui s'arborise dans la peau de la marge de l'anus et du périnée ; 4° l'artère iliaco-musculaire qui donne à l'articulation sacro-iliaque, aux muscles iliaque et fessiers ; 5° l'obturatrice qui se distribue à l'ischium, à la plupart des muscles cruraux internes et postérieurs, aux articulations coxo-fémorale et fémoro-tibiale, au muscle ischio-caverneux et au corps caverneux de la verge ; 6° enfin, l'iliaco-fémorale qui donne, tout à la fois, des divisions à l'ilium, à deux des muscles psoas, aux trois fessiers, et aux muscles cruraux antérieurs, le tenseur du *fascia lata* excepté.

Les anastomoses de l'iliaco-musculaire avec la grande musculaire antérieure de la cuisse et la circonflexe iliaque, de l'ischiatique avec l'obturatrice et de ces deux dernières artères avec la grande musculaire de la cuisse et la fémoro-poplitée sont bien les principales voies, mais non pas les seules, qui fassent communiquer très largement entre elles l'iliaque interne et l'iliaque externe du même côté; aussi ces deux artères peuvent-elles facilement se suppléer.

ARTÈRES DU MEMBRE ABDOMINAL.

ARTÈRE ILIAQUE EXTERNE

ou tronc crural.

Branche de la première des deux bifurcations à angle aigu par lesquelles se termine l'aorte postérieure, l'artère iliaque externe descend sur le côté de l'entrée du bassin par un trajet oblique en dehors et en décrivant une courbure à concavité antérieure et interne, jusqu'au niveau de l'arcade crurale qui en marque la limite inférieure et au dessous de laquelle elle change de nom pour prendre celui d'*artère fémorale*. Définition, trajet, direction. Terminaison.

Cette artère, qui conserve à peu près un même calibre dans toute sa longueur, répond : *en avant*, au péritoine et à l'aponévrose crurale; *en dehors*, aux muscles psoas du bassin, sous-lombo-tibial et à plusieurs vaisseaux lymphatiques d'un gros calibre qui remontent des ganglions inguinaux superficiels et profonds; *en arrière* enfin, à la veine iliaque externe qui la sépare du tronc pelvien. Dans le *mâle*, le canal déférent, et dans les deux sexes l'urétère croisent obliquement la direction de cette artère. Rapports.

Les branches collatérales que fournit l'iliaque externe sont : la *circonflexe iliaque*, la *petite testiculaire* dans le *mâle*, et deux *rameaux funiculaires*, l'*utérine* dans la *femelle*, et la *sus-pubienne* dans les deux sexes. Branches collatérales.

Artère circonflexe iliaque

ou circonflexe de l'ilium.

Née de la partie supérieure et externe du tronc cru- Origine variable.

Rapports. ral et parfois de l'aorte, la circonflexe iliaque flanquée
trajet. d'une seule veine ou de deux veines satellites et de plusieurs vaisseaux lymphatiques, se porte transversalement en dehors, entre l'apouévrose d'enveloppe des muscles psoas et le péritoine duquel elle est séparée par un léger *fascia* fibreux, et par quelques branches des nerfs lombaires qui la croisent dans sa direction, jusqu'au niveau du bord externe du grand muscle psoas où elle se

Terminaison par deux branches. termine par *deux branches* de calibre à peu près égal : l'une *antérieure*, l'autre *postérieure*, dont l'angle de séparation est occupé par un groupe de ganglions lymphatiques.

1° Branche antérieure. Trajet. La *branche antérieure* ou *abdominale* se porte obliquement en avant entre les muscles petit oblique et transverse de l'abdomen, jette, chemin faisant, quel-

Divisions collatérales ques *rameaux* dans le psoas iliaque, et se subdivise bientôt en *trois* ou *quatre autres branches* longues et

Divisions terminales. grêles qui descendent dans les muscles transverse et obliques de l'abdomen où elles se terminent en s'anastomosant avec des divisions des artères lombaires, abdominale postérieure et intercostales aortiques qui ont la même destination.

2e Branche postérieure. La *branche postérieure* ou *circonflexe* proprement

Direction, trajet, divisions collatérales. dite se dirige obliquement en arrière et en bas, donne des *divisions* aux muscles iliaque et petit oblique de l'abdomen, sort ensuite de la cavité abdominale, entre le ligament de Poupart et le bord postérieur du muscle petit oblique avec le cordon rotulien de la quatrième paire nerveuse lombaire, descend sur la face interne du muscle tenseur du *fascia lata*, donne des *divisions* à ce muscle et aux ganglions lymphatiques situés au devant de

Terminaison. la cuisse, se recourbe ensuite d'avant en arrière et de bas en haut et se termine enfin par plusieurs *rameaux* :

l'*un*, le plus fort et le plus long de tous, gagne la portion du pannicule charnu qui avoisine la cuisse ; les *autres* s'arborisent sous la peau de la région crurale antérieure en suivant les divisions du nerf précédemment indiqué.

Divisions collatérales.

Dans son trajet, la circonflexe iliaque ne fournit ordinairement que des *artérioles* qui se distribuent au péritoine et aux ganglions lymphatiques situés à l'origine de ses deux branches terminales.

Variété.

Il n'est pas rare de voir la petite testiculaire et même des artères rénales d'un assez gros calibre, naître de la circonflexe iliaque.

Application chirurgicale.

Ce sont les divisions crurales antérieures de cette artère que l'on intéresse presque toujours, en pratiquant la section de l'aponévrose désignée sous le nom générique de *fascia lata*.

Artère petite testiculaire

ou deferentielle.

Origine variable. Destination.

Aussi variable dans son origine que constante dans son mode de distribution et de terminaison, l'artère petite testiculaire est spécialement destinée aux diverses parties du cordon spermatique comprises entre les deux lames du feuillet interne ou viscéral de la gaîne vaginale du testicule et à ce feuillet séreux lui-même.

Trajet, rapports, direction.

Née, tantôt et le plus ordinairement de l'iliaque externe, à une hauteur variable, tantôt de la circonflexe iliaque, et parfois aussi de l'aorte entre l'origine des deux artères iliaques externe et interne correspondantes, cette artère, quel que soit le point de sa naissance, descend immédiatement, accompagnée de sa veine satellite et en décrivant quelques flexuosités, entre les deux lames du feuillet viscéral de la gaîne vaginale du testicule, pénètre ensuite dans cette gaîne avec ce double feuillet séreux par son orifice supérieur au devant du canal déférent et se partage presque aussitôt en *ramuscules* excessivement ténus qui se distribuent, tout à la fois, à la portion funiculaire du canal déférent, au feuillet interne de la gaîne testiculaire, aux faisceaux musculeux compris entre les deux lames de cette duplicature séreuse et à la queue de l'épididyme ; près de son origine, cette artère donne encore des *ramuscules* aux ganglions lymphatiques iliaques et à l'urétère dont elle croise obliquement la direction.

Artère utérine.

Définition, origine variable.

L'artère utérine, remarquable par les flexuosités nombreuses que décrivent ses divisions et par le calibre considérable qu'elle acquiert pendant la gestation, naît tantôt de l'aorte postérieure à angle aigu entre les deux iliaques externe et interne du même côté ; d'autres fois et même le plus souvent, elle provient de la première de ces deux dernières artères, à une petite distance de son origine.

Trajet, rapports.

Dans les deux cas, cette artère descend verticalement accompagnée de sa veine satellite et de nombreux vaisseaux lymphatiques, entre les deux lames du ligament sous-lombaire correspondant de l'utérus, y jette des *rameaux* qui prennent un grand développement pendant la gestation, et se divise ensuite en *deux* principales *branches*, l'une *antérieure*, l'autre *postérieure*.

Divisions collatérales.

Terminaison par deux branches.

1° Branche antérieure.

Trajet, rapports, distribution.

La *branche antérieure* longe, accompagnée de sa veine satellite, le bord supérieur de la corne utérine à laquelle elle donne de nombreuses *divisions*, et se termine ensuite en s'anastomosant par inosculation avec la branche postérieure de l'artère ovarienne. Terminaison anastomotique.

La *branche postérieure* gagne, accolée à sa veine satellite, le corps de l'utérus auquel elle est essentiellement destinée, et en longe ensuite le côté jusqu'au niveau du col où elle se termine en s'anastomosant avec des divisions de l'artère vaginale. 2° Branche posterieure. Trajet, rapports. Terminaison anastomotique.

Les anastomoses que contracte cette dernière branche avec son homologue du côté opposé dans l'épaisseur du corps de l'utérus, sont surtout très nombreuses et très larges au niveau du col de cet organe et de l'angle que forment ses deux cornes en se séparant l'une de l'autre. Anastomoses des artères utérines.

L'artère utérine correspond assez bien, au moins par son origine, à l'artère petite testiculaire. Analogue à l'artere petite testiculaire.

Pendant la gestation, les artères utérines n'augmentent pas seulement en capacité, mais leurs parois s'épaississent, deviennent grisâtres, très élastiques, et leur membrane moyenne présente alors tous les caractères de la couche charnue qui double extérieurement la muqueuse de la plupart des canaux excréteurs. Changement de diametre et de structure pendant la gestation.

Artère sus-pubienne

ou pré-pubienne [1].

Cette artère, si importante au point de vue chirurgical, naît dans le *mâle* et dans la *femelle*, tantôt de la grande musculaire de la cuisse, tantôt et le plus souvent de l'iliaque externe, à angle aigu, immédiatement au dessus de l'arcade crurale et directement en arrière et en regard de l'orifice supérieur du trajet inguinal dans Origine variable.

[1] Epigastrique dans l'homme.

les deux sexes, et du collet de la gaîne vaginale du testicule dans le mâle.

Trajet, rapports.

La sus-pubienne, quelle que soit son origine, se porte immédiatement, dans l'un et l'autre sexe, en bas, en avant et en dedans, derrière le ligament de Poupart et au dessus des ganglions lymphatiques profonds de l'aine, vers l'anneau crural; pénètre, à la faveur de cette ouverture, dans le trajet inguinal, y parcourt, en conservant sa direction primitive et en longeant successivement la face postérieure, puis le côté interne du cordon testiculaire, un trajet de trois centimètres de longueur environ, et se termine ensuite par *deux branches* qui constituent : l'une, l'artère *abdominale postérieure*; l'autre, l'artère *honteuse* ou *génitale externe*.

Terminaison par deux branches.

Divisions collatérales.

Dans son trajet, la sus-pubienne ne fournit que quelques *ramuscules* aux ganglions lymphatiques profonds de l'aine et au péritoine qui la recouvre presque directement à son origine et au ligament péritonéal qui attache l'ouraque sur le pubis et la région pré-pubienne.

Artère abdominale postérieure.

Définition, destination.

Branche supérieure et externe de la bifurcation, par laquelle la sus-pubienne se termine dans l'intérieur du trajet inguinal, destinée aux parois inférieures de l'abdomen, et remarquable surtout, sous le rapport des communications, qu'elle établit entre l'aorte postérieure et l'aorte antérieure, l'artère abdominale postérieure se dirige immédiatement en bas, en avant et en dedans, en longeant le côté interne du cordon spermatique, dont elle croise très obliquement la direction et atteint presque aussitôt le bord postérieur, puis la face supérieure de la portion charnue du muscle petit oblique de

Trajet, direction, rapports.

l'abdomen sur laquelle elle descend ensuite, flanquée de ses deux veines satellites et recouverte par le *fascia transversalis* qui la sépare du péritoine, jusqu'au niveau du bord externe du muscle sterno-pubien dans l'épaisseur duquel elle pénètre, se distribue et se termine en s'anastomosant avec l'abdominale antérieure, l'une des deux branches terminales de l'artère thoracique interne. **Terminaison anastomotique.**

Dans son trajet, l'abdominale postérieure fournit parfois : dans le mâle, *un* ou *deux rameaux* très ténus qui se distribuent au muscle crémaster et à la gaîne testiculaire[1]; d'*autres rameaux*, d'un calibre beaucoup plus fort que les précédents et en nombre indéterminé, se détachent successivement des côtés de cette artère et se distribuent aux muscles petit oblique, droit, et au-delà dans le transverse et le grand oblique de l'abdomen où ils s'anastomosent avec des divisions des artères intercostales postérieures, lombaires et circonflexe iliaque; *quelques uns* enfin, traversent les aponévroses et la tunique abdominales, pour venir se répandre dans le pannicule charnu et dans la peau du ventre où ils s'anastomosent avec des divisions de la branche abdominale superficielle fournie par l'artère génitale ou honteuse externe. **Divisions collatérales.**

Les rapports de l'artère abdominale postérieure avec le côté interne du cordon spermatique, au point où elle traverse le trajet inguinal d'une paroi à l'autre, contre-indiquent évidemment, comme on le voit, le débridement du collet de la gaîne vaginale de ce côté dans le cas de hernie inguinale étranglée. **Application pratique.**

[1] *Rameaux funiculaires* dans l'homme.

Artère génitale externe,

honteuse externe;

mammaire dans la femelle.

Synonymie, definition.

L'artère *génitale externe*, *scrotale* dans le *mâle*, et *mammaire* dans la *femelle*, est constamment, sinon dans le cheval hongre, au moins dans le cheval entier et dans la jument, la plus considérable des deux branches terminales de la sus-pubienne.

Rapports, trajet.

Dans les deux sexes, cette artère, accompagnée d'une ou de deux veines satellites, de vaisseaux lymphatiques d'un gros calibre qui remontent des ganglions inguinaux superficiels et d'un cordon nerveux provenant de la troisième paire lombaire, descend obliquement de dehors en dedans, le long de la paroi postérieure du trajet inguinal dont elle parcourt toute la hauteur; franchit ensuite l'orifice inférieur de ce trajet au niveau de la commissure interne de ses deux piliers, et parvenue à ce point, elle se comporte d'une manière différente dans le *mâle* et dans la *femelle*.

Terminaison par deux baanches.

Dans le mâle, l'artère génitale externe, à sa sortie du trajet inguinal, se partage en *deux* principales *branches*,

Divisions collaterales.

l'*une antérieure*, l'autre *postérieure* qui, après avoir parcouru un trajet très court dans lequel elles ne donnent que quelques *ramuscules inguinaux* et *fémoraux*

Subdivision en deux autres branches.

internes sous-cutanés, se subdivisent chacune en *deux autres branches* remarquables par leur longueur, leurs flexuosités, leur élasticité et la couleur grisâtre de leurs parois.

Première branche postérieure ou artère scrotale.

1° L'*une* des *deux branches postérieures*, ou l'*artère scrotale* proprement dite, descend verticalement sur le côté du corps caverneux de la verge pour aller se distribuer, tout à la fois, au dartos, au scrotum et à la peau du fourreau et du périnée.

2° L'*autre branche postérieure*, analogue à l'*artère dorsale* de la verge de l'homme, gagne par un trajet oblique en arrière et en décrivant une courbure à convexité antérieure, le bord supérieur ou dorsal du corps caverneux de la verge, dans la gaîne fibreuse jaune et élastique de laquelle elle jette quelques rameaux et se subdivise ensuite en *deux* principales *branches*.

Seconde branche postérieure ou artère dorsale de la verge.

Trajet, rapports, divisions collatérales et terminales.

L'*une*, la moins considérable, s'infléchit et se porte flexueuse en arrière, en accompagnant le nerf pénien correspondant, le long du bord supérieur du corps caverneux dans lequel elle jette des *divisions*, jusqu'au milieu environ de l'entre-deux des cuisses, où elle se termine en s'anastomosant avec la branche dorsale de l'artère caverneuse fournie par l'obturatrice.

1° Branche postérieure, trajet, divisions collatérales.

Terminaison anastomotique.

L'*autre branche*, véritable continuation de l'artère sous le double rapport du calibre et de la longueur gagne par un trajet descendant, accolée au nerf pénien et en longeant le bord supérieur du corps caverneux auquel elle donne une succession de *divisions*, la tête de la verge dans le tissu aréolaire de laquelle elle se plonge et se termine en s'anastomosant avec sa congénère du côté opposé, et en formant avec elle une espèce de cercle, qui entoure à sa base le prolongement qu'y forme l'urèthre.

2° Branche antérieure, trajet, divisions collatérales.

Terminaison anastomotique.

3° L'*une* des *deux branches antérieures* de la génitale externe, correspondant très exactement, sinon par son origine, au moins par sa distribution, à l'artère inguino-abdominale ou sous-cutanée abdominale de l'homme, se porte horizontalement en avant et parallèlement à la

Branche abdominale superficielle.

Trajet.

Rapports. ligne médiane, le long de la surface externe des parois inférieures de l'abdomen, en passant d'abord, au dessus des ganglions lymphatiques inguinaux superficiels, puis dans l'épaisseur du ligament suspenseur correspondant du fourreau, jusqu'au devant de l'ombilic où elle se termine en s'anastomosant avec son homologue du côté opposé, et avec des divisions sous-cutanées de l'artère abdominale postérieure correspondante.

Terminaison anastomotique.

Divisions collaterales.

Dans son trajet, cette branche sous-cutanée abdominale donne des *divisions* au pli de l'aine, à la peau de la face interne de la cuisse, aux ligaments suspenseurs du dartos et du fourreau, aux ganglions inguinaux superficiels, à la tunique abdominale, au pannicule charnu, à la peau du fourreau, de la partie libre du pénis et du ventre.

Branche du fourreau, trajet, divisions collaterales.

4° L'*autre branche antérieure* de l'artère honteuse externe, analogue à l'artère prépuciale de l'homme, descend obliquement en avant sur le côté du corps caverneux auquel elle donne quelques *rameaux*, et se distribue ensuite aux différentes parties constituantes du fourreau et au tégument de la partie libre et de la tête de la verge.

Divisions collaterales de la genitale externe.

Dans son trajet et au moment où elle franchit l'anneau inguinal, l'artère génitale externe donne constamment : *une* ou *deux branches inguinales* longues et grêles qui remontent, en passant au devant du cordon testiculaire, vers le flanc où elles se terminent dans le pannicule charnu et dans la peau; *plusieurs rameaux* qui vont se distribuer à la peau de la face interne de la cuisse, et dont quelques uns proviennent assez souvent d'une des deux branches terminales postérieures de cette artère.

Toutes les branches génitales de l'artère honteuse externe, s'anastomosant entre elles et avec leurs homologues du côté opposé, peuvent se suppléer mutuellement, et toutes sont accompagnées par une veine au moins.

Artère mammaire.

Cette artère qui, comme nous l'avons déjà dit, correspond très exactement à la génitale externe du mâle, est la plus considérable des deux divisions terminales de l'épigastrique. Après avoir parcouru de haut en bas le trajet inguinal, accolée à sa veine satellite et à un faisceau de vaisseaux lymphatiques d'un très fort calibre, et avoir franchi l'orifice inférieur de ce trajet, l'artère mammaire se dirige en avant et se termine presque aussitôt par *deux branches* : l'une *antérieure*, l'autre *postérieure*. — Définition, trajet, rapports. — Terminaison par deux branches:

La *branche postérieure*, analogue à la division postérieure de l'artère génitale externe du mâle, se dirige en arrière au dessus de la mamelle correspondante et parcourt d'avant en arrière le côté de l'entre-deux des cuisses ou le fond de la région périnéale jusqu'au niveau de la commissure inférieure de la vulve où elle se termine en s'anastomosant avec des divisions de l'artère honteuse interne. — 1° Branche postérieure, trajet. — Terminaison anastomotique.

Dans son trajet, cette branche donne de nombreux *rameaux* qui se distribuent : les *uns*, à la mamelle, et ce sont les plus forts ; les *autres*, à la peau de l'aine, du périnée et de la face interne de la cuisse. — Divisions collatérales.

La *branche antérieure*, beaucoup plus considérable que la postérieure, gagne, par un trajet flexueux, entre la surface externe des parois abdominales et la mamelle correspondante, le côté de la ligne médiane le long de — 2° Branche antérieure, trajet, rapports.

laquelle elle s'avance ensuite, accompagnée de sa veine satellite, jusqu'à la partie antérieure de la région ombilicale où elle se divise et se perd dans le pannicule charnu et dans la peau du ventre.

Divisions collatérales.

Cette longue artère, qui répète très exactement les deux branches antérieures de la génitale externe du mâle, donne successivement : une *division inguinale* qui remonte parallèlement au pilier antérieur de l'anneau inguinal et au pli de l'aine, accompagnée de sa veine satellite, jusqu'à la partie inférieure du flanc où elle se termine dans le pannicule charnu et dans la peau de la région crurale antérieure, en s'anastomosant avec des divisions de la circonflexe iliaque qui ont la même destination; *cinq* ou *six* forts *rameaux* qui descendent dans la mamelle où ils s'arborisent et se terminent en s'anastomosant avec de pareils *rameaux* mammaires, fournis par la branche postérieure de la même artère; un nombre indéterminé de *divisions* aux ganglions lymphatiques superficiels de l'aine; des *rameaux* anastomotiques avec l'artère homologue du côté opposé en avant de l'ombilic; enfin, un très grand nombre de *divisions* qui se distribuent au pannicule charnu, à la peau du ventre, aux muscles et aux aponévroses abdominales, en s'anastomosant avec de pareilles divisions des artères abdominale antérieure et postérieure du même côté.

Rameaux funiculaires.

Origine, distribution.

Nés de l'iliaque externe, près de sa terminaison, ces deux rameaux se distribuent au crémaster; l'*un*, en contournant ce muscle; et l'*autre*, en accompagnant un cordon nerveux qui descend le long de ce muscle et auquel il donne des *ramuscules*.

Artère fémorale

ou crurale.

Continuation de l'iliaque externe, qui ne fait que changer de nom en traversant l'arcade crurale, et passant ainsi, de l'abdomen à la cuisse, l'artère fémorale descend obliquement en arrière et en dehors, le long de la face interne du fémur d'abord, puis sur la face postérieure de cet os dont elle croise la direction à angle très aigu, jusqu'au niveau de l'origine des jumeaux de la jambe où, après avoir traversé le muscle biceps de la cuisse, elle se termine par *deux branches*, l'une *fémoro-poplitée*, et l'autre *poplitée*. Définition, trajet. Terminaison par deux branches.

Dans son trajet, l'artère fémorale répond successivement : *en dehors*, à la portion interne du muscle psoas iliaque dont elle croise obliquement la direction, au pectiné, au vaste interne, au fémur dont elle contourne le corps d'avant en arrière, et en dernier lieu au muscle biceps de la cuisse qu'elle traverse; *en dedans* aux ganglions inguinaux profonds qui la séparent de l'aponévrose crurale interne depuis son origine jusqu'à la partie inférieure de l'interstice circonscrit, en arrière par le court adducteur de la jambe, et en avant par le long adducteur de cette même région qui peut en être considéré comme le muscle satellite; *en arrière*, à sa veine satellite; et *en avant* enfin, au nerf saphene qui croise très obliquement sa direction. Rapports.

Les branches collatérales de l'artére fémorale sont : les deux *grandes musculaires de la cuisse*, l'une *postérieure*, l'autre *antérieure*, l'*artère saphène*, la *médullaire du fémur*; enfin, un nombre indéterminé et variable de Branches collaterales.

branches que l'on désigne communément sous le nom d'artères *petites musculaires de la cuisse*.

Artère grande musculaire postérieure de la cuisse

ou musculaire profonde.

Destination, origine.

Destinée aux muscles de la région interne et de la région postérieure de la cuisse, cette artère est la plus considérable de toutes les branches collatérales de la fémorale de laquelle elle naît à angle aigu, au niveau ou plutôt un peu au dessous de l'arcade crurale et du bord antérieur du pubis.

Trajet, rapports.

A partir de son origine, la grande musculaire de la cuisse se porte obliquement en bas, en arrière et en dehors, entre la portion interne du psoas iliaque, le pectiné et l'obturateur interne, jusqu'au niveau du trochantin qu'elle contourne d'avant en arrière, pour gagner la face postérieure du fémur où elle se termine par *deux*

Terminaison par deux branches.

principales *branches* : l'*une* pénètre les muscles biceps de la cuisse et demi-membraneux, dans lesquels elle se termine ; l'*autre* gagne le muscle long vaste dans lequel elle se distribue et s'épuise en s'anastomosant avec les artères ischiatique et fémoro-poplitée.

Chemin faisant, cette seconde branche donne des *divisions* à l'articulation coxo-fémorale, au biceps de la cuisse, au grêle interne, au périoste du fémur, à la branche sous-trochantérienne du grand fessier et à la plupart des muscles qui s'insèrent en commun dans la fosse trochantérienne.

Divisions trochantériennes et trochantiniennes.

C'est au moyen de ces dernières branches, communément désignées sous les noms d'*artères trochantiniennes* et *trochantériennes*, que la grande musculaire postérieure de la cuisse contracte de nombreuses et très larges anastomoses avec les artères obturatrice, ischiatique et fémoro-poplitée.

Artère grande musculaire antérieure de la cuisse

ou musculaire superficielle.

Cette branche artérielle, à laquelle on pourrait encore donner le nom d'*artère du triceps crural*, en raison de sa principale destination, naît de la fémorale à angle aigu, à l'opposé et à trois centimètres environ au dessous de la grande musculaire postérieure de la cuisse qui la surpasse de beaucoup en calibre. Origine, destination.

Elle se porte immédiatement en bas, en avant et en dehors, entre le long adducteur de la jambe et le psoas iliaque, auxquels elle donne quelques *rameaux*, pour gagner les muscles rotuliens qu'elle pénètre avec le nerf fémoral antérieur, entre le vaste interne et le droit antérieur de la cuisse, et dans lesquels elle se termine en s'anastomosant très largement avec des divisions de l'artère iliaco-fémorale, l'une des deux branches terminales du tronc pelvien. Trajet, rapports, divisions collaterales. Terminaison anastomotique.

Artère saphène.

Née, à angle aigu, de la fémorale vers le milieu, l'artère saphène parcourt obliquement, de haut en bas, d'avant en arrière et de dedans en dehors, l'interstice compris entre les quatre premiers muscles de la région crurale interne, soit en traversant le court adducteur de la jambe, soit et le plus souvent, en contournant tout simplement le bord antérieur de ce muscle, accompagnée de la veine grande saphène qui est en arrière, de nombreux vaisseaux lymphatiques qui sont Origine, trajet, rapports.

accolés à cette veine, et du nerf saphène qui est en avant; puis cette artère descend, ainsi flanquée, sous l'aponévrose crurale interne qui la sépare du tégument de la partie correspondante de la cuisse, jusqu'à 6 centimètres environ au dessous de la ligne de l'articulation fémoro-tibiale où elle se termine par *deux* principales *branches*, l'une *antérieure*, l'autre *postérieure*.

Terminaison par deux branches.

1° Branche antérieure.

La *première*, la moins considérable, descend, accolée à la veine saphène antérieure au devant de laquelle elle est située, jusqu'aux deux tiers inférieurs environ de la jambe, où elle s'épuise dans la peau de cette partie du membre, en s'y anastomosant avec des divisions de la tibiale antérieure qui ont la même destination.

Terminaison anastomotique.

2° Branche postérieure.

La *seconde* descend successivement, et d'abord le long de la veine saphene postérieure, puis entre cette veine et le nerf grand sciatique, jusqu'à la partie inférieure de la jambe, où elle se termine en s'anastomosant avec une branche récurrente de la tibiale postérieure qui traverse à ce point l'aponévrose jambière et avec une branche descendante de l'artère fémoro-poplitée.

Terminaison anastomotique.

Divisions collatérales.

Dans son trajet, l'artère saphène émet, par ses deux côtés antérieur et postérieur, une succession de *divisions* qui vont, après avoir parcouru un trajet plus ou moins long et rameux, se terminer dans la peau de la face interne de la cuisse.

Divisions collatérales des deux branches.

Les *deux branches*, par lesquelles se termine cette artère, fournissent aussi par leurs côtés une série de *divisions* à la peau de la face interne de la jambe.

Divisions nerveuses.

La *branche postérieure* donne, en plus que l'antérieure, sa congénère, des *divisions ascendantes* et *descendantes* au nerf grand sciatique et à la corde tendineuse du jarret.

Les divisions nerveuses ascendantes vont s'anastomoser avec une branche de l'artère fémoro-poplitée qui descend le long de la portion jambière du nerf grand sciatique.

Artère nourricière principale du fémur.

Née de la fémorale, vers le milieu de la longueur de cette artère, soit isolément, soit en commun avec une des petites musculaires de la cuisse, cette branche, d'un petit calibre, pénètre obliquement dans le canal médullaire du fémur où elle se comporte comme dans tous les autres os longs, c'est-à-dire, qu'elle se divise en *deux branches*, l'une *ascendante*, l'autre *descendante*, qui se ramifient dans la membrane médullaire en y formant un lacis assez analogue à celui que forment dans la pie-mère encéphalique les divisions des artères carotides internes avant de pénétrer la substance cérébrale.

Origine variable, trajet.

Terminaison par deux branches.

Indépendamment de cette artère nourricière, le fémur, comme du reste tous les autres os longs, reçoit encore, par le contour de ses extrémités, de nombreux vaisseaux nourriciers qui viennent s'arboriser et s'épanouir sur la membrane médullaire, en s'anastomosant avec les divisions de l'artère nourricière principale de la diaphyse [1].

Autres vaisseaux nourriciers.

[1] Les os larges et les os courts portent aussi, les premiers, sur le contour de leurs bords, et les seconds, sur différents points de leur surface, une multitude de petits trous qui livrent passage aux principaux vaisseaux nourriciers de ces os.

Enfin, dans tous les os, quelle que soit la classe à laquelle ils appartiennent, par leur configuration et leur structure, la substance compacte est criblée d'une innombrable quantité de porosités par lesquelles s'introduisent une foule de petits vaisseaux qui ne sont que la continuation de ceux du périoste.

Artères musculaires innominées de la fémorale

ou petites musculaires de la cuisse.

Origine variable, destination.

Variables dans leur nombre, leur calibre, leur longueur, leur direction, leur point et leur mode d'origine, ces artères émanent du pourtour de la fémorale et se plongent à diverses hauteurs dans les muscles grand psoas, psoas-iliaque, pectiné, vaste-interne, adducteur de la jambe et biceps de la cuisse.

Branches collatérales.

L'*une* de ces *branches*, la plus longue de toutes, descend, en longeant la portion interne du triceps-crural et le muscle biceps de la cuisse auxquels elle donne de nombreux *rameaux*, jusque sur le côté de l'articulation fémoro-rotulienne dans laquelle elle se termine.

D'*autres divisions*, provenant soit de la fémorale directement, soit de ses branches musculaires, se distribuent aux ganglions lymphatiques inguinaux profonds et au périoste du fémur.

Artère fémoro-poplitée.

Cette artère, que nous considérons, eu égard à son calibre et à son mode d'origine, comme une des deux divisions par lesquelles se termine l'artère fémorale en sortant de l'anneau du biceps de la cuisse, égale presque toujours et surpasse même parfois en diamètre l'artère poplitée.

Trajet, rapports.

A partir de son origine, l'artère fémoro-poplitée, accompagnée de sa veine satellite qui est située au dessus, gagne, par un trajet oblique en arrière et en bas, et en croisant la direction du nerf grand-sciatique, les muscles ischio-tibiaux postérieur et interne dans lesquels elle pénètre et se termine en s'anastomosant très largement avec les divisions des artères ischiatique, obturatrice, et grande musculaire de la cuisse.

Divisions collatérales.

Dans son trajet, cette artère fournit successivement : 1° une *branche circonflexe* d'un gros calibre qui contourne de dedans en dehors le jumeau externe près de son origine, pour gagner les muscles vaste-externe et long-vaste dans lesquels elle se plonge et se termine; 2° les *artères jumelles* qui, en nombre variable de *deux* a *quatre*, pénètrent immédiatement dans les muscles jumeaux de la jambe où elles se terminent, et dont l'une, la plus considérable, se distribue, tout à la fois, au jumeau externe et au fléchisseur superficiel de la région digitale; quelques unes des artères jumelles proviennent parfois de l'artère poplitée; 3° une longue *branche* qui descend, accompagnée du nerf grand-sciatique auquel elle donne des divisions, jusqu'à la partie inférieure de la jambe où elle se termine en s'anastomosant avec une branche récurrente de la tibiale postérieure et avec l'artère saphène provenant de la fémorale.

Divisions collatérales.

Dans son trajet, cette branche fournit des *divisions* aux muscles jumeaux de la jambe, fléchisseur superficiel des phalanges et à la corde tendineuse du jarret, un nombre variable de *rameaux* aux ganglions lymphatiques poplités; enfin, plusieurs *divisions sous-cutanées*, qui gagnent, en passant entre les muscles long-vaste et biceps de la jambe, le creux poplité où elles se distribuent à la peau.

Application pratique.

C'est à la blessure de ces dernières divisions que doit être rapportée l'hémorrhagie qui survient parfois, en appliquant des sétons aux fesses [1].

[1] L'artère fémoro-poplitée correspond assez bien aux artères perforantes de l'homme.

Artère poplitée.

Déduction du nom de cette artère. Définition.

Cette artère, dont le nom est déduit de sa situation dans le pli de l'articulation fémoro-tibiale est, sous le rapport de sa direction, la continuation réelle de l'artère fémorale qui, après avoir traversé le muscle biceps de la cuisse, ne fait que changer de nom, pour prendre celui d'artère *poplitée* qu'elle conserve jusqu'au niveau de l'arcade péronéo-tibiale où elle se termine par une bifurcation à angle aigu de laquelle résultent les *deux* artères *tibiales* : l'*une antérieure*, l'*autre postérieure*.

Terminaison par deux branches.

Situation, rapports.

Dans son trajet, l'artère poplitée, située d'abord en arrière, puis au côté externe de sa veine satellite, et flanquée de plusieurs vaisseaux lymphatiques d'un gros calibre, répond : *en arrière*, aux jumeaux de la jambe qui l'embrassent et au muscle poplité; *en avant*, à la face postérieure du fémur, au ligament capsulaire de l'articulation fémoro-tibiale et en dernier lieu enfin, à la face postérieure du tibia.

Divisions collatérales.

Chemin faisant, elle fournit : 1° des *rameaux* en nombre indéterminé et variable aux jumeaux de la jambe; 2° une *branche circonflexe* d'un assez gros calibre qui va, en contournant d'arrière en avant le côté externe du fémur, se distribuer aux muscles cruraux antérieurs, à l'articulation fémoro-rotulienne, au périoste de la face antérieure de l'os de la cuisse, et au muscle long-vaste; 3° une autre *branche* longue et grêle qui descend dans le muscle péronéo-calcanéen où elle se termine, en donnant des *divisions* à l'articulation fémoro-tibiale, au muscle poplité, au nerf petit-sciatique, et aux jumeaux de la jambe; 4° des *rameaux articulaires*, que l'on pourrait à la rigueur diviser en *supérieurs*, en *moyens* et en *inférieurs* comme ils l'ont été dans l'homme ; 5° enfin, un nombre indéterminé de *divisions* sans noms particuliers qui se distribuent aux muscles poplité, fléchisseur oblique et fléchisseur profond des phalanges, au long-vaste, aux jumeaux de la jambe, et au périoste du tibia [1].

Artère tibiale postérieure.

Continuation de l'artère poplitée sous le point de vue de la direction seulement, la tibiale postérieure est spécialement destinée aux muscles tibiaux postérieurs profonds et aux deux premières sections du pied, c'est à dire, au tarse et au métatarse. Définition, destination.

A partir de sa naissance, cette artère descend, accompagnée de sa veine satellite, obliquement en arrière et en dedans, le long de la face postérieure du muscle perforant, recouverte en haut par le muscle poplité et dans le reste de son étendue par le fléchisseur oblique des phalanges qui l'accompagne de son tendon jusqu'à la partie inférieure et interne de la jambe où elle se termine par *deux branches* innominées. Trajet, rapports.

Chemin faisant, cette artère fournit : 1° de nombreux *rameaux* aux muscles poplité, perforant et fléchisseur oblique des phalanges ; 2° *l'artère médullaire* du tibia. Branches collatérales.

Des *deux branches terminales* de la tibiale postérieure : l'*une*, la moins considérable, contourne obliquement de haut en bas et de dedans en dehors la face postérieure du tibia, par dessous le tendon du perforant auquel elle donne plusieurs *divisions*, et se distribue ensuite à l'articulation du tarse par des *rameaux* latéraux qui répètent Branches terminales.

[1] Parfois aussi la poplitée fournit la branche qui descend le long du nerf grand sciatique.

assez bien les *artères articulaires* de l'homme; l'*autre branche* traverse immédiatement l'aponévrose de la jambe avec sa veine satellite gagne, par un trajet flexueux dans le vide du jarret, le côté interne du calcaneum et fournit presque en même temps : 1° une *division récurrente* qui monte le long du nerf grand-sciatique et va s'anastomoser avec une branche descendante de l'artère fémoro-poplitée qui accompagne ce nerf et avec la branche terminale postérieure de l'artère saphène; 2° un nombre indéterminé et variable de *rameaux* flexueux qui se distribuent à la corde tendineuse du jarret, au périoste du calcaneum et à la peau de la jambe; 3° *une* ou *deux divisions* d'un assez fort calibre qui pénètrent dans l'articulation du tarse; 4° enfin, *deux* longs *rameaux métatarsiens postérieurs* ou *plantaires* qui descendent avec les nerfs de même nom le long des tendons fléchisseurs des phalanges, jusqu'à la partie inférieure du métatarse où ils se terminent en s'anastomosant avec l'artère latérale superficielle de cette région; au niveau de l'articulation tarso-métatarsienne, chacun de ces deux rameaux plantaires communique en outre avec l'artère plantaire profonde.

Artère tibiale antérieure.

Définition, destination. Artère principale de la jambe et du pied, la tibiale antérieure est sous le double rapport de la longueur et du calibre, la plus considérable des deux branches de la bifurcation terminale du tronc poplité.

Trajet, rapports. Immédiatement après sa naissance, elle se dirige obliquement en avant et en bas, traverse presque aussitôt l'arcade péronéo-tibiale à la manière d'une perforante, et descend ensuite, accompagnée de ses deux veines satellites dont le calibre est énorme et d'une des branches terminales du nerf petit-sciatique, entre la face antérieure du tibia et le muscle fléchisseur du métatarse, jusqu'au niveau de l'articulation tibio-tarsienne.

Parvenue à ce point, la tibiale antérieure devenue artère *pédieuse* change de direction et de rapports : elle se porte obliquement en arrière et en dehors, en s'engageant successivement sous le ligament annulaire du tarse, les muscles jambier antérieur, pédieux et le tendon de l'extenseur latéral des phalanges au delà duquel elle se termine par deux branches qui constituent les *artères plantaires*. Terminaison par deux branches.

Au milieu d'un nombre indéterminé et variable de *divisions* innominées qui se plongent à diverses hauteurs dans les trois muscles tibiaux antérieurs, cette artère fournit successivement : 1° à sa sortie de l'arcade péronéo-tibiale, une *artère* d'un fort calibre et qui, analogue à la *branche récurrente* de la tibiale antérieure de l'homme, se distribue aux trois muscles tibiaux antérieurs, à l'articulation fémoro-tibiale et à la synoviale qui facilite le glissement du tendon commun d'origine des muscles jambier antérieur et extenseur correspondant des phalanges ; 2° vers le milieu de la jambe, une *autre branche* qui, un peu moins forte que la précédente, se porte, flexueuse, en dehors pour gagner les muscles extenseur latéral et fléchisseur profond des phalanges dans lesquels elle pénètre, descend et se termine en s'anastomosant avec des divisions de l'artère tibiale postérieure [1] ; 3° enfin, un nombre indéterminé et variable de *branches* flexueuses qui se distribuent aux diverses parties constituantes de l'ar- Branches collatérales.

[1] Improprement appelée artère péronière.

ticulation du tarse, aux tendons des deux muscles extenseurs des phalanges et du fléchisseur du canon, aux synoviales qui facilitent le glissement de ces tendons et à l'appareil fibreux annulaire qui les maintient en place; enfin, au muscle pédieux, à la peau du pli du jarret et de la partie antérieure du canon.

A son passage sur le tarse, l'artère pédieuse fournit :

1° Un *rameau* circonflexe analogue à l'*artère transverse du tarse* de l'homme, et qui, en contournant parallèlement au bord externe de la trochlée astragalienne, le ligament tibio-tarsien antérieur auquel il donne des *divisions*, gagne le côté correspondant du tarse où il s'arborise et se termine dans les ligaments tibiaux-tarsiens latéraux;

2° Un peu plus bas et à l'opposé, une *branche* circonflexe, de laquelle naissent deux *divisions :* l'une *ascendante*, l'autre *descendante*.

Deux divisions.

1° Descendante.

La *division descendante*, d'un calibre moins gros que sa congénère, descend sous le tendon de l'extenseur latéral des phalanges, dont elle croise très obliquement la direction pour aller se terminer dans la peau du métatarse, en suivant la direction du tendon de l'extenseur qu'elle couvre et pénètre de ses arborisations;

2° Ascendante.

La *division ascendante* passe flexueuse sous le tendon du fléchisseur du métatarse dont elle croise à angle droit la direction, jette des divisions dans le ligament tibio-tarsien antérieur, s'insinue ensuite successivement sous les ligaments tibiaux-tarsiens internes, et sous le tendon du fléchisseur oblique des phalanges où elle se termine par deux *rameaux* qui s'anastomosent : le *supérieur*, avec une division descendante de la tibiale postérieure, et l'*inferieur*, avec un rameau ascendant de la plantaire profonde;

3° Une longue et forte *branche* qui descend se distribuer, tout à la fois, au ligament tibio-tarsien antérieur et à la peau du métatarse, en affectant la même disposition que celles qui se distribuent à la peau du métacarpe.

4° Un nombre indéterminé et variable de *rameaux* qui se distribuent au muscle pédieux et au tendon de l'extenseur latéral des phalanges.

Artère plantaire profonde.

Cette artère, la moins considérable des deux branches terminales de la tibiale antérieure, traverse le tarse obliquement, y jette des *divisions*, en sort et descend ensuite entre le ligament suspenseur du boulet, et la bride fibreuse que reçoit le tendon du fléchisseur profond des phalanges à sa sortie de l'arcade tarsienne, pour aller se placer ensuite contre le péroné interne du canon le long duquel elle descend, jusqu'à la partie inférieure du métatarse où elle se termine en s'anastomosant à plein canal avec la plantaire superficielle.

Chemin faisant, cette branche artérielle fournit;

1° Un *rameau* d'un gros calibre anastomotique avec la tibiale postérieure;

2° Une autre *division* qui va, en décrivant de nombreuses flexuosités, s'anastomoser avec une division de l'artère dorsale du tarse précédemment décrite;

3° Des *rameaux* aux tendons des muscles fléchisseurs des phalanges, au ligament annulaire du tarse, à la bride fibreuse que reçoit le tendon du fléchisseur profond à sa sortie de l'arcade tarsienne et au ligament suspenseur du boulet;

4° Des *divisions* qui se distribuent à la peau du métatarse;

5° L'artère *médullaire* de l'os métatarsien principal;

6° Enfin, des *divisions* à la synoviale de l'articulation métacarpo-phalangienne.

Artère plantaire superficielle.

D'un calibre beaucoup plus gros que la plantaire profonde sa congénère, et essentiellement destinée à la région phalangienne, cette artère, accompagnée d'une branche du petit-sciatique [1], descend obliquement entre le péroné externe et le métacarpien principal, passe ensuite successivement entre ces deux os et les deux branches terminales du ligament suspenseur du boulet, à la manière d'une perforante, et se termine par deux branches qui sont les *artères digitales.*

Dans son trajet, cette artère émet un nombre indéterminé et variable de *divisions périostiques* et *cutanées.*

Quant à ses deux branches terminales, elles affectent, à peu de chose près, les mêmes dispositions essentielles que celles de la plantaire superficielle du pied antérieur, à laquelle nous renvoyons.

Parallèle entre les artères du membre thoracique et les artères du membre abdominal.

Deux troncs fournissent les artères du cou, de la tête et des membres thoraciques : ce sont les troncs brachio-céphalique et brachial gauche; quatre troncs donnent

[1] M. Goubaux.

DES ARTÈRES EN PARTICULIER.

DES ARTÈRES EN GÉNÉRAL.

CONSIDÉRATIONS GÉNÉRALES.

TABLE DES MATIÈRES

CONTENUES

DANS CETTE LIVRAISON.

ANGÉIOLOGIE.

CONSIDÉRATIONS GÉNÉRALES.

COEUR.

pied antérieur à l'arcade plantaire superficielle du pied postérieur, et l'arcade sésamoïdienne du pied antérieur à l'arcade sésamoïdienne du pied postérieur.

Nota. Dans la livraison qui va suivre immédiatement celle-ci, nous ferons connaître les différences que présentent les artères dans les autres animaux domestiques, et ce premier chapitre sera suivi de la description comparative des veines et des vaisseaux lymphatiques.

FIN.

les artères du bassin et des membres abdominaux : ce sont les artères iliaques internes et externes.

Il résulte donc qu'il existe, dans les animaux comme dans l'homme, la plus grande analogie entre les artères des membres thoraciques et celles des membres abdominaux et du bassin.

Ainsi, les artères dorsale, cervicales, thoracique interne, thoracique externe et scapulaires, correspondent assez bien aux artères fournies par l'iliaque interne.

L'artère humérale correspond : à l'artère iliaque externe ; l'artère pré-pubienne à l'artère thoracique interne ; l'artère abdominale antérieure à l'artère abdominale postérieure ; l'artère asternale à la circonflexe iliaque ; la sous-sacrée et la coccygienne latérale inférieure à la vertébrale ; les artères radiales aux deux tibiales ; la portion carpienne de la plantaire supérieure du membre thoracique à l'artère pédieuse ; les artères plantaires du pied antérieur aux artères plantaires du pied postérieur ; les artères collatérales du doigt antérieur aux artères du doigt postérieur ;

La grande musculaire du bras aux petites musculaires de la cuisse ; les petites musculaires du bras à la grande musculaire de la cuisse et à l'iliaco-fémorale ; l'artère épicondylienne de l'humérale à l'artère fémoro-poplitée ; l'artère iliaco-musculaire à l'artère circonflexe provenant de la sous-scapulaire ; l'artère radiale postérieure à la tibiale antérieure ; l'artère qui traverse l'arcade radio-cubitale à l'artère péronière fournie par la tibiale antérieure [1] ; l'artère dorsale du carpe à celle du tarse ; l'arcade plantaire superficielle du

[1] Et non par la tibiale postérieure ainsi qu'on l'a écrit.

www.ingramcontent.com/pod-product-compliance
Lightning Source LLC
Chambersburg PA
CBHW070302200326
41518CB00010B/1867